AIX-LES-BAINS

MARLIOZ

ET LEURS ENVIRONS

$\frac{IIe}{I}\ \frac{163}{48}$

VERSAILLES. — IMPRIMERIE CERF, 59, RUE DU PLESSIS.

CARTE
DES ENVIRONS
D'AIX.

Lithogr.ie A. PERRIN. Chambéry.

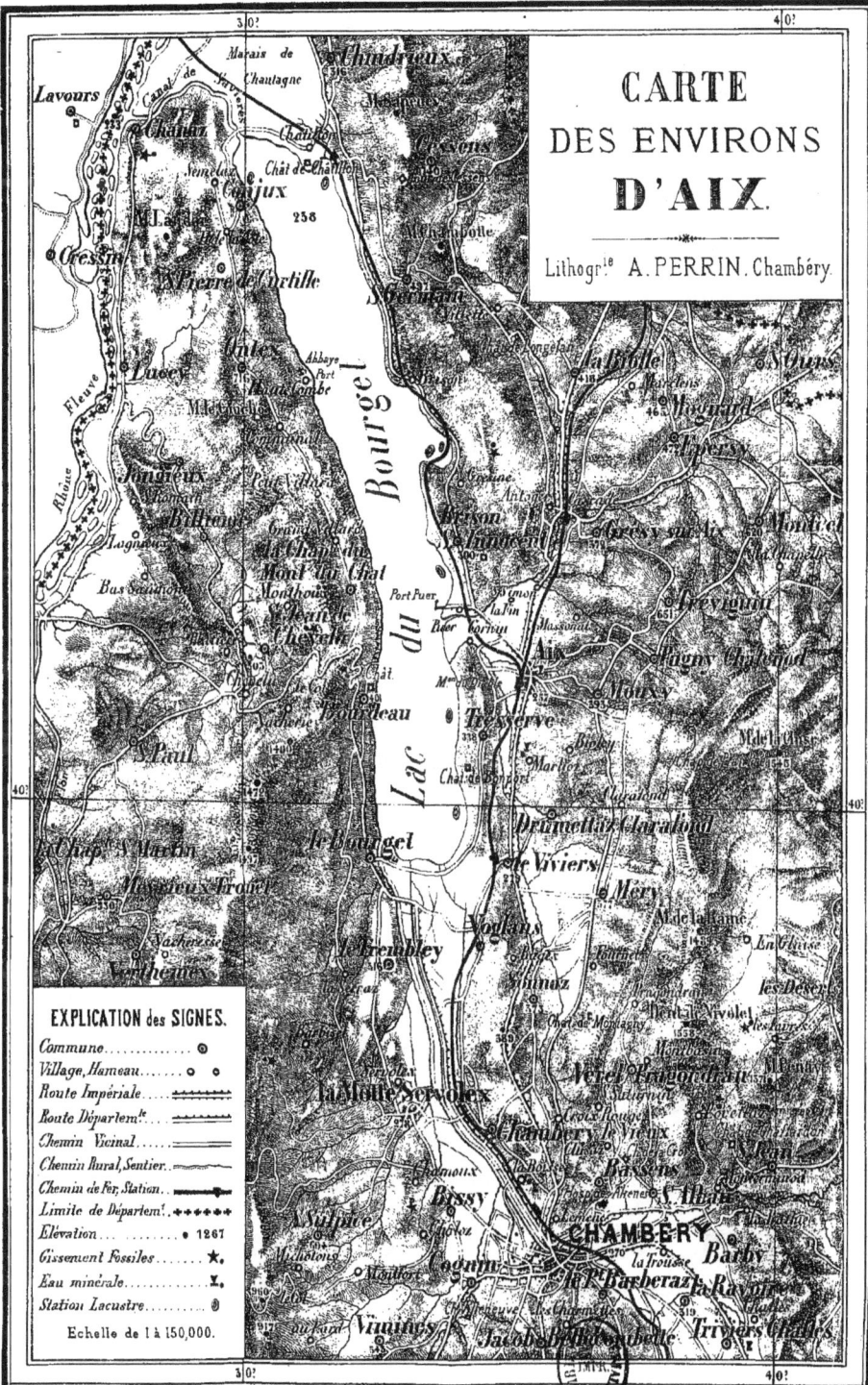

Marais de Chautagne
Chaudieux
Lavours
Chanaz
Chautagne
Canal de Savières
Motterens
Chatux
Gresens
Serrieras
Chât.de Chaillon
Chaujux
258
Chât.la Motte
M.L.
Gresin
N.Pierre de Curtille
Motmean
Ontex
Abbaye
La Biolle
Mognard
Port
S.Ours
St.Jean Combe
Epersy
Lucey
M.de la Roche
Bourget
Jongieux
Peguillar
Grésine
Billiaw
Antoinette
Reisson
Gressy sur Aix
Montcel
Lagnieux
St.Innocent
Grand Colard
la Chapelle
Mont du Chat
Trevignin
Bas Saumont
Monthoux
Port Puer
S.Jean de Chévelu
Beer Corbin
Massonaz
Bagns Chaloud
la Fin
Chât.
Aix
Moux
Bourdeau
Tresserve
M.de la Chat
Treisserve
Marlios
S.Paul
Chât.de Bordère
Claratond
Drumettaz Claratond
Chap.S.Martin
le Bourget
de Viviers
Massieux Tronet
Méry
Sachenesse
M.de la Ramée
Ventheron
En.Ullise
Yoglans
les Desert
Letremblev
Voumaz
la Trousse Nivolet
La Motte Servolex
Chamoux
Vérel Pragondran
Monterm
Bassens
St.Alban
Chambéry
Chaméry le Vieux
Bissy
Barby
Sulpice
CHAMBERY
Cognin
S.Pierre d'Albigny
la Trousse
Barby
St.Ravoire
Menotons
Vimines
Jacob Bellecombe
Triviers Challes

EXPLICATION des SIGNES.

Commune............ ⊚
Village, Hameau...... ○ ◦
Route Impériale....
Route Départem.te...
Chemin Vicinal.....
Chemin Rural, Sentier.
Chemin de Fer, Station..
Limite de Départem.t. ✦✦✦✦✦
Élévation..... • 1267
Gissement Fossiles...... ★.
Eau minérale........... ⊻.
Station Lacustre.......... ⊛

Echelle de 1 à 150,000.

Lith. A. Perrin Libe. Édit.r à Chambéry.

AIX-LES-BAINS

MARLIOZ

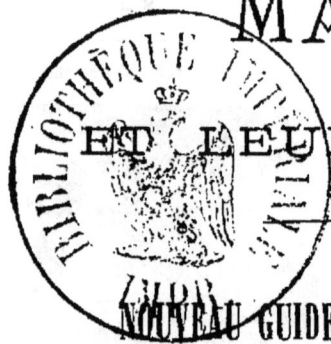

ET LEURS ENVIRONS

NOUVEAU GUIDE MÉDICAL ET PITTORESQUE

CONTENANT TOUS LES RENSEIGNEMENTS NÉCESSAIRES AUX
BAIGNEURS ET AUX TOURISTES,

AVEC

LES TARIFS DE L'ÉTABLISSEMENT THERMAL ET DU CASINO
Des bateaux, des voitures, des ânes, etc.

Carte très détaillée du bassin d'Aix.

PARIS

ASSELIN, Place de l'École-de-Médecine.

AIX-LES-BAINS

| HENRI BOLLIET, | GASPARD BOLLIET, |
| Place Centrale. | rue de Chambéry. |

1870

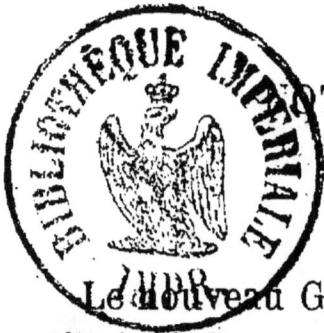

NOTE DE L'ÉDITEUR

Le nouveau Guide que nous publions aujour-
d'hui s'adresse spécialement aux malades qui
viennent aux eaux d'Aix-les-Bains ou de Marlioz. Il ne saurait faire double emploi avec les
itinéraires du touriste en Savoie (Joanne, Mortillet, etc.,) dont la destination est tout autre.

Quant aux ouvrages, également spéciaux de
MM. les Drs Despine et Forestier, nous les avons
comme les précédents, consultés avec fruit, et
nous n'avons pas la prétention de les surpasser
quant au fond.

Mais il nous a paru opportun d'offrir aux
baigneurs un livre qui tînt compte des change-
ments survenus depuis l'annexion de la Savoie
à la France, et qui répondît méthodiquement
aux diverses questions que soulèvent le voyage
et le séjour à Aix.

Ce qui distingue, en effet, notre Guide de ceux

1.

qui ont été publiés antérieurement, c'est une classification entièrement nouvelle des matières rangées suivant l'ordre logique des besoins successivement éprouvés par le baigneur, depuis le moment de son départ de Paris jusqu'à celui de son départ des eaux. Un coup d'œil jeté à la table suffira pour faire comprendre le plan que nous avons suivi.

En raison de l'annexion récente, nous avons pensé qu'une histoire sommaire de la Savoie dont les matériaux, pour la plupart, ont été empruntés à l'ouvrage de M. Desaix, serait de nature à intéresser le lecteur.

Toute la partie scientifique et médicale a été traitée par M. le Dr Maximin Legrand, médecin consultant à Aix-les-Bains.

PRÉLIMINAIRES

La nécessité ou la convenance d'un voyage à Aix-les-Bains étant arrêtée, trois questions se présentent : 1° Combien cela coûtera-t-il ? 2° A quelle époque vaut-il mieux partir ? 3° Comment faut-il partir ?

1° Un Parisien peut venir à Aix, y rester 21 jours (une saison), et rentrer chez lui sans avoir dépensé plus de 250 fr. tout compris : voitures, chemin de fer, logement, nourriture, traitement, honoraires du médecin et pourboires.

C'est le minimum, et il ne sera obtenu qu'en logeant et en mangeant dans les pensions les plus modestes.

Une somme de 350 à 400 fr. permettra l'accès des hôtels de deuxième ordre et des pensions les mieux tenues. Enfin, le séjour dans les hôtels de premier ordre, le voyage en express, les honoraires plus considérables au médecin, etc., n'entraîneront pas une dépense de plus de 600 fr.

Ces prix, varieront, bien entendu, avec la distance à parcourir pour se rendre à destination.

Déduction faite de ce qu'on aurait dépensé en restant chez soi, ils se réduiront à peu de chose, et pour certaines personnes, ils constitueront même une économie.

Il importe de bien établir son budget avant de partir. Les Américains, les Anglais, beaucoup de Parisiens, en un mot, les gens qui savent voyager, calculent tout au maximum, étant donnée la manière dont ils veulent vivre.

Les discussions qu'entraîne la comparaison des prix d'hôtel avec les prix du chez soi ; le marchandage continuel à propos d'objets dont la valeur est ou paraît exagérée ; la contrariété qui résulte des petites exploitations de détail, tout cela suffirait à gâter le plaisir du voyage pour une personne bien portante. C'est encore pis s'il s'agit d'un malade, presque toujours irritable et porté à voir les choses du mauvais côté. Il faut donc prendre d'un seul coup son parti des surprises inévitables auxquelles tout voyageur est exposé.

2° L'établissement des bains est ouvert toute l'année, mais les baigneurs n'y viennent en grand nombre que du 1er juin au 30 septembre. C'est du 10 juillet à la fin d'août que l'affluence est la plus considérable.

Il semble que ce soit la température intolérable de Paris à ce moment qui en chasse les étrangers et les Parisiens. Après quelques semaines passées à Aix, ils retournent à Paris pour leurs affaires ou leurs plaisirs, et, de là, ils vont faire une seconde saison de villégiature aux stations des bords de la Manche, où le vent souffle et où il fait déjà froid. A moins d'indications spéciales, c'est le contraire qu'ils devraient faire. Pendant les mois de juillet et d'août, la chaleur est très-supportable au voisinage de la mer, sur les côtes de la Normandie, de la Bretagne ou de la Picardie, et c'est la meilleure époque pour prendre les bains de lames. C'est donc là qu'il faudrait aller d'abord, puis, après avoir touché barres à Paris, venir en Savoie au mois de septembre. La température y est délicieuse ; les journées ne sont pas trop chaudes, les soirées sont tièdes ; la campagne, couverte de trèfles et de sarrazins en fleurs, y est fraîche comme au printemps et plus verte que les vallées de l'Ecosse.

En résumé, c'est au mois de juin, avant les grandes chaleurs, avant la foule ; ou bien au mois de septembre, après les chaleurs et la foule, que le séjour d'Aix est le plus agréable, — et le moins dispendieux.

3° Trois trains de la Cie Paris-Lyon-Méditerranée amènent chaque jour directement les voyageurs de Paris à Aix-les-Bains.

D'abord le train direct, partant à 6 h. 35 du matin et arrivant à Aix à 10 h. 15 du soir.

Ensuite le train omnibus, partant de Paris à 3 h. 5 du soir, et arrivant à Aix le lendemain à 10 h. 34 du matin.

Enfin, le train express, partant à 8 h. 40 du soir et arrivant à 9 h. 52 du matin.

Ce dernier fait le trajet en 13 h. 12 m. Prix, 65 fr. 75. Les voyageurs ne changent pas de voiture.

Le train omnibus met 19 h. 29 m. à parcourir la distance qui sépare Paris d'Aix. Prix, 36 fr. 15.

Le train direct est 15 h. 44 m. en mouvement. Prix, 49 fr. 30.

Les voyageurs de ces deux derniers trains sont obligés de changer de voiture à Mâcon, à Ambérieux et à Culoz.

A moins de connaître déjà le pays et d'avoir un logement retenu d'avance, il est préférable d'arriver le matin : les heures de départ sont plus commodes ; on ne perd pas, de cette façon, la partie la plus intéressante du voyage, et l'on a toute la journée pour trouver un gite convenable. A partir d'Ambérieux, le chemin de fer traverse en effet la chaîne du Jura et permet de contempler les sites ou grandioses ou charmants, toujours extrêmement pittoresques qui se succèdent sans interruption de Saint-Rambert-en-Bugey, de Tenay, de Rossillon, de Virieu-le-Grand et d'Artemare jusqu'à Culoz.

Au-delà de ce dernier point, la voie franchit le Rhône sur un pont de fer, qui est une œuvre d'art remarquable. Quand la petite station de Châtillon est dépassée, le lac du Bourget s'offre à la vue sous un aspect vraiment merveilleux. On est placé à l'une de ses extrémités; on peut donc embrasser d'un seul coup d'œil ses cinq lieues d'étendue, les hautes montagnes du bord occidental, qui plongent à pic dans ses eaux bleues, et les glaciers de la Maurienne, qui ferment l'horizon au midi. C'est un spectacle splendide, dont il serait regrettable de se priver.

Nous recommandons à nos lecteurs de se placer, à Châtillon, à la portière de droite de leur compartiment. De l'autre côté, il n'y a rien à voir, la voie étant si étroitement serrée entre le lac et la montagne qu'elle est obligée de passer quatre fois, au moyen de tunnels, sous les promontoirs de celle-ci.

Le Rhône, que l'on traverse entre Culoz et Châtillon, forme actuellement la limite des départements de l'Ain et de la Savoie. Autrefois, il séparait la France de la Savoie. C'est donc là que commence notre rôle de Guide, et puisqu'il nous reste un peu de temps avant d'arriver à Aix, nous voulons en profiter pour rappeler sommairement les points principaux de l'histoire de ce pays.

AIX-LES-BAINS

MARLIOZ

ET LEURS ENVIRONS

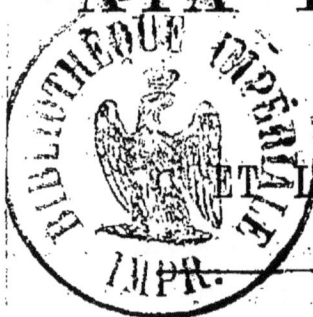

CHAPITRE Iᵉʳ

LA SAVOIE

Position. — Située entre le 45°, 6',51" et le 46° 21',16" de latitude Nord, et entre le 3°, 28',40" et le 4°, 43',50 de longitude, à l'Est du méridien de Paris, la Savoie est le pays le plus élevé de l'Europe. Son altitude est comprise entre les points extrêmes de 201 mètres (Saint-Genix-d'Aoste, au confluent du Guiers et du Rhône) et 4,810 mètres (sommet du mont Blanc.

Son territoire, qui mesure 133 kilomètres du N. au S., sur 108 de l'E. à l'O., est circonscrit naturellement par le Rhône; le lac Léman, les Alpes et le Guiers. Ses limites sont au nord : le lac Léman et le canton de Genève, et au midi les départements de l'Isère et des Hautes-Alpes. Le Valais, la vallée d'Aoste et le Piémont la contournent à l'orient, et elle touche à l'occident les départements de l'Ain et de l'Isère.

Histoire. — La Savoie faisait partie de la Gaule

transalpine, et appartenait à la Celtique *braccata* (portant des *braies*, par opposition à la *comata*, portant les cheveux longs).

Comprise dans l'ancienne Allobrogie dont les deux villes principales étaient Vienne et Genève, elle prit, à la fin de l'empire romain, le nom de Sapaudia ou Sabaudia.

Ammien Marcellin décrivant le cours du Rhône, est le premier auteur qui en fasse mention sous ce nom. Il vivait au ive siècle.

Elle fut entièrement subjuguée l'an 121 av. J.-C., avec les Averni et les Ruteni, par Quintus Fabius, qui reçut, à cette occasion, les honneurs du triomphe et le surnom d'*Allobrogique*.

J. César, après la conquête, divise la Gaule transalpine en quatre grandes régions : la province romaine (Provence) et les Gaules Aquitaine, Celtique et Belgique.

Le pays des Allobroges est réuni à la province.

Auguste, l'an 27 av. J.-C., se rend à Narbonne où il tient les Etats de la Gaule, et donne à la province le nom de Gaule narbonnaise.

La Savoie en fait partie, sauf la Maurienne, annexée à la préfecture de Cottius.

En 292 de notre ère, une nouvelle division de la Gaule eut lieu sous Dioclétien.

En 360, à la fin du règne de Constantin, la Savoie occidentale, soit tout l'ancien pays des Allobroges, faisait partie de la Viennoise, démembrée de la Narbonnaise.

En 379, l'empereur Gratien se rendit dans les Gaules, visita la Savoie et s'arrêta à Aix (*Aquæ Gratianæ*).

Lors du démembrement de l'empire romain, Gundicaire, fondateur du premier royaume de Bourgogne, lui adjoignit, en 413, la Savoie et les pays voisins. Ce royaume ne dura guère plus de cent ans et finit avec Gundemar. Conquise par les Francs, vers 534, elle fut soumise aux rois de la première et de la deuxième race jusqu'en 888, où elle passa sous la domination des rois du deuxième royaume de Bourgogne, lequel dura 144 ans. Fondé par Adolphe Welf, dans la région appelée Transjurane, il était limité au nord par les Alpes bernoises et la Reuss; à l'ouest, par le Doubs et la Saône; au midi, par le Rhône et la Durance; à l'est, par les Alpes, qu'il franchissait dans la vallée d'Aoste.

Le traité de 933 réunit le royaume de Provence à celui de Bourgogne, et livra au roi Rodolphe II (couronné en 921) les pays compris entre le Rhône et l'Isère. La Savoie tout entière passe dès-lors sous la domination des rois Rodolphiens par l'annexion de la Savoie propre, de l'évêché de Belley et de la Maurienne.

Rodolphe III, roi de la Bourgogne transjurane, se voyant sans enfant, s'associa, en 1016, son neveu l'empereur d'Allemagne, Henri II. A la mort de Rodolphe, Conrad-le-Salique, successeur d'Henri II, hérita donc du royaume de Bourgogne, qui fut réuni à l'empire germanique. Eudes II, comte de Blois et de Champagne, autre neveu de Rodolphe III, voulut s'emparer de cet héritage, et fut favorisé dans son entreprise par Gerolds, comte de Genève, l'évêque de Maurienne et nombre de vassaux. Humbert aux Blanches Mains, comte de Maurienne, soutint les intérêts de l'empereur et contribua à faire échouer les efforts d'Eudes. Conrad l'en récompensa, en 1034, par la donation du comté de Savoie et du duché de Chablais. (Mortillet.)

A cette époque la Savoie n'était plus qu'un district d'une toute petite étendue, correspondant peut-être à l'ancien décanat ecclésiastique, renfermé dans un circuit de vingt-cinq à trente lieues, et soumis à l'autorité temporelle des évêques de Grenoble. Quant à Humbert, ou Hupert, c'était un comte bourguignon, conseiller, avocat ou défenseur de la reine Hermangarde, veuve du roi Rodolphe III, dit le Fainéant.

Pourquoi est-il connu sous le nom d'Humbert *aux blanches mains*? Il avait été un des fidèles de Conrad, contre l'indépendance bourguignonne; à la tête de bandes étrangères, il avait réprimé l'insurrection du peuple et des barons révoltés. Ses partisans voulurent-ils, en l'appelant ainsi, protester contre l'accusation d'avoir été vendu à la cause de l'Allemagne?

Toujours est-il que c'est à partir de ce moment que la Savoie rentre en possession de son autonomie. D'Humbert descendent les princes de Savoie, qui pendant huit siècles ont régné, d'abord sous le titre de comtes, depuis Thomas Ier, mort en 1223, puis sous celui de ducs, conféré à Amédée VIII, en 1416, par l'empereur Sigismond, et enfin sous celui de rois, depuis Victor-Amédée Ier, qui monta sur le trône en 1675, jusqu'à Victor-Emmanuel.

La Savoie fut incorporée à la France pendant vingt-deux ans, de 1793 à 1815. Elle formait alors le département du Mont-Blanc et une partie de celui du Léman. Les traités de cette dernière époque la rendirent à Victor-Amédée V, dont le royaume s'accrut de l'important territoire de l'ancien duché de Gênes.

Au moment de l'annexion à la France en 1860, la Savoie formait une des divisions militaires du royaume de Sardaigne, et se subdivisait en sept provinces : Savoie propre, Gènevois, Faucigny, Chablais, Haute-Savoie, Maurienne et Tarentaise, administrées par sept intendants qui relevaient d'un intendant-général, résidant à Chambéry, avec un gouverneur commandant général de la province.

Aujourd'hui elle forme deux départements : celui de la Savoie, chef-lieu Chambéry, et celui de la Haute-Savoie, chef-lieu Annecy.

Les hommes célèbres de la Savoie sont : Claude de Seyssel, historien de Louis XII, saint. François de Salles, Bernard de Menthon, Vaugelas, Ducis, Berthollet, Joseph et Xavier de Maistre, l'abbé de Saint-Réal, Michaud, de Bullet, Lange, Costa. Elle a fourni trois papes et plusieurs généraux, entr'autres le général Desaix.

« La Savoie, dit M. Ad. Joanne, est une contrée privilégiée : elle possède la plus haute montagne et les plus beaux glaciers de l'Europe ; ses paysages n'ont pas de rivaux en France ; elle a été immortalisée par de Saussure, par Jean-Jacques Rousseau et par Lamartine. Pourtant, si elle est aussi connue que la Suisse, elle est bien moins visitée. C'est un peu sa faute. Jusqu'à ces dernières années, Chamonix excepté, elle n'avait rien fait pour attirer et retenir les touristes. De grands progrès ont été accomplis déjà depuis l'annexion ; le mouvement est enfin donné : espérons qu'il ne s'arrêtera plus, et, en attendant les améliorations promises, constatons les efforts tentés de tous côtés pour rendre désormais, dans toute la Savoie, les excursions alpestres non-seulement faciles, mais at-

trayantes. Les vieilles auberges se purifient, de nouveaux hôtels se construisent, des routes s'ouvrent,
des guides se forment, des patriotes dévoués et intel-
ligents s'associent pour faire admirer aux étrangers
des merveilles qu'il n'avait encore été permis à aucun
œil humain de contempler. »

V. Hugo dit de la Savoie : « Qu'elle est la grâce alpestre, » et le mot est aussi charmant que juste.

Pour nous en tenir au sujet spécial de ce livre,
ajoutons qu'aucun pays, au monde, n'est plus riche-
ment doté sous le rapport de l'abondance et de la variété des sources thermales et minérales. On en compte
une quarantaine, dont neuf sont chaudes. Elles ne
sont pas toutes exploitées.

Dans la seule vallée d'Aix, qui nous occupe particulièrement, se trouvent rassemblées les eaux sulfureuses, iodé-bromurées de Marlioz; les eaux alcalines-
magnésiennes et azotées de Saint-Simon; les eaux
ferrugineuses de la Bauche, de Grésy, de Lamotte-
Servolex; les eaux de Challes, de toutes les eaux sulfureuses connues les plus puissantes; — à quelques
heures d'Aix, les eaux salines de Moutiers et purga-
tives de Brides, etc.

GÉOLOGIE. — Cette vallée d'Aix est formée par le
terrain néocomien, reposant sur le terrain jurassique,
et recouvert par la mollasse.

Toutes les montagnes environnantes sont de calcaire
compacte, appartenant à la formation des terrains cré-
tacés, laquelle constitue la majeure partie des chaînes
des contreforts des Alpes, sur la rive gauche du
Rhône, et recouvre les couches les plus récentes du
système jurassique.

Les coquilles qu'on y rencontre le plus communément sont : des ammonites, des bélemnites, des échinites, des térébratules, des baculites, des gryphites, etc.

— Sur la montagne de Beauregard, ces débris fossiles sont siliceux, à cassure conchoïde, et enveloppés d'une gangue calcaire.

Le coteau de Tresserve, qui s'élève au centre de la vallée, appartient aux étages supérieurs de la formation tertiaire; il se compose de grès tendre ou *mollasse*. Ses grains examinés à la loupe semblent être de quartz hyalin, de granit, de mica, de diabase et d'amphibole.

— La plupart des cailloux qu'on rencontre dans la plaine sont granitiques; les autres sont formés de quartz, gneiss, siénite, diabase, amphibole, feldspath, alumine et mica. Ils sont tous arrondis. — Leur formation et leur descente doivent être rapportées, selon toutes probabilités, à la dernière époque des soulèvements auxquels les Alpes occidentales sont redevables de leur configuration actuelle, dans le système de M. Elie de Beaumont.

CLIMAT. — M. de Verneilh s'exprime ainsi dans la statistique générale de la France, 1807 :

« L'étonnante variété des expositions et des sites permet, dans certaines vallées, notamment à Chambéry, de faire usage pendant longtemps des fruits printanniers, dont la jouissance dans les pays de plaine n'est que momentanée ou passagère; la fraise, par exemple, y dure près de six mois. — On peut joindre les productions du printemps à celles de l'automne, et réunir sur la même table les fraises, les cerises et les raisins. »

La vigne croit jusqu'à la hauteur de 600 mètres si

2.

l'exposition est favorable ; les châtaigniers et les
noyers à 900, les cerisiers à 930, les noisetiers à 1,100 ;
le chêne supporte un climat plus rigoureux, il croît à
1,200 mètres, et l'orme ainsi que le frêne arrivent jusqu'à 1,300 mètres.—La température moyenne est de 10°.

Mœurs. — Les mœurs ont peu changé depuis que
M. de Verneilh était préfet du département du Mont-
Blanc.

C'est à son *Rapport*, formant un des volumes de la
statistique générale de la France, que devront recou-
rir les lecteurs désireux de savoir comment les fonc-
tionnaires du premier empire jugeaient les popula-
tions savoisiennes. Les traits principaux, les habi-
tudes caractéristiques frappent d'ailleurs les étrangers
les moins observateurs, dès les premiers instants de
leur séjour dans le pays. L'accueil est partout hospi-
talier, affable et cordial ; l'accent doucement musical ;
la physionomie conserve « cet air de bonté, de can-
deur et de franchise, qui concilia de tout temps aux
savoisiens la confiance et l'affection des étrangers. »
(De Palluel.) « Presque partout, dit M. de Verneilh, les
femmes de Savoie ont la poitrine large, les dents belles
et bien rangées. »

Daquin avait déjà dit dans sa topographie médicale : « Il est peu de pays où les femmes puissent
mieux allaiter leurs enfants. »

Les attentats à la propriété y sont rares : les habitations rurales restent, pour ainsi dire, ouvertes à tout
venant ; les terres n'ont pas de clôture, les fenêtres
pas de barreaux ; — les attentats contre les personnes
y sont plus rares encore : l'échafaud ne s'est pas élevé
une seule fois depuis l'annexion, dans les nouveaux
départements.

Les rixes sont à peu près inconnues dans la vallée d'Aix, et malgré les très-nombreux cabarets que fréquentent assidûment les gens du peuple, les disputes y sont extrêmement rares.

Arrivée à Aix.

— Supposant que les personnes qui viennent pour la première fois à Aix, y sont amenées par les trains du matin, voici ce que nous leur conseillons de faire : Déjeûner au buffet. Dans tous les cas, vérifier avant de sortir de la gare si l'on a son bulletin de bagages, et le conserver avec soin ; confier ses menus bagages (sac de nuit, couverture de voyage, etc.), à l'un des facteurs et s'en aller les mains vides ; on échappe ainsi aux sollicitations parfois obstinées et gênantes des maîtres et garçons d'hôtels, des conducteurs d'omnibus, en un mot, de tous les *pisteurs* pour employer l'expression consacrée. On peut, sans répondre à aucune question, monter dans le premier omnibus aperçu, et se laisser conduire à la table d'hôte de l'hôtel auquel appartient la voiture.

Il est peut-être préférable de s'en aller à pied ; on voit mieux, et l'on est plus libre.

En face de la *sortie*, est une large avenue droite qui monte à la ville. Près de son extrémité supérieure, à gauche, *Châlet impérial*, tenu par Chiron ; quelques pas plus loin, le Grand-Hôtel impérial, tenu par Guibert. En prenant la seconde rue à gauche, au bout de l'avenue, on arrive, en un instant, sur la place Centrale : hôtel Guilland (poste), tenu par madame Haime ; café Dardel et café Bolliet.

Si, au lieu de s'engager dans l'avenue, on traverse obliquement à gauche la place qui est devant la gare on trouve le *Café de la Gare*, sous les arbres de l'allée Marie.

En tournant à droite, au bout de l'allée de platanes, à gauche, on est dans la rue des Soupirs et l'on voit bientôt, à droite, en montant, la *Villa des Fleurs*, naguère habitation de M. Bias, fermier des jeux, et actuellement tenue par Rigoley. On peut y déjeûner à la carte ou à prix fixe, sous des magnolias géants, au bord d'une pièce d'eau, ou sous une élégante vérandah, en vue d'un parc dans lequel les plus beaux arbres ont été rassemblés.

On trouve, dans la maison, des appartements et des chambres à louer.

Après qu'on aura déjeûné, soit là, soit ailleurs, on se mettra en quête d'un logement et on en trouvera bientôt un comme on le désire. Toutes les maisons d'Aix et des environs, — sauf trois tout au plus, — reçoivent des hôtes pendant la saison des bains. On peut donc frapper hardiment à toutes les portes. Les distances ne sont pas à considérer dans une ville qui tiendrait tout entière, ou peu s'en faut, sur la place de la Concorde, à Paris, ou sur la place Bellecour, à Lyon. — On est toujours assez près de l'établissement, dont les porteurs, ainsi que nous le dirons plus loin, viennent vous chercher en palanquin, si besoin est, et vous ramènent à domicile, pour un prix uniforme.

CHAPITRE II

La ville.

Connue de toute antiquité, elle portait, sous les Romains, les noms d'*Aquæ*, *Aquæ Allobrogum*, *Aquæ Domitianæ*, *Aquæ Gratianæ*. Une inscription, trouvée par Pingon en 1566, démontre que les habitants se nommaient *Aquenses*.

Elle disparaît momentanément de l'histoire à la chute de l'empire. Les Barbares qui couvrirent de ruines l'Ancien Monde romain, les chrétiens qui détruisirent partout les monuments du paganisme, les nombreux incendies qui, à diverses reprises, dévastèrent la ville, toutes ces causes suffisent à expliquer la disparition des thermes de Gratien et l'oubli qui les ensevelit si longtemps.

Au XIe siècle, la ville d'Aix est remise en lumière par un acte auquel se rattache l'origine de la maison de Savoie. Guichenon raconte que le 5 des ides de mai, de l'an 1000, à Aix, Rodolphe, roi de Bourgogne, céda à Bérold de Saxe, lieutenant-général de son royaume et vice-roi d'Arles, le comté de Savoie et celui de Maurienne, en récompense de sa fidélité.

Elle faisait, au commencement de ce siècle, partie du département du Mont-Blanc. Aujourd'hui, c'est un chef-lieu de canton du département de la Savoie, arrondissement de Chambéry. Elle comptait 4,430 habitants, au recensement de 1866.

Située sur les flancs d'une riante colline, au pied de hautes montagnes calcaires (les Beauges) qui s'élèvent à l'est, son altitude est de 272 mètres, et elle domine de 32 mètres le lac du Bourget dont la séparent, à l'ouest, de vastes prairies et la colline de Tresserve.

A 3 lieues de Chambéry, 12 de Genève, 14 de Grenoble, 20 de Lyon, 40 de Turin, elle offre un point de rendez-vous facile aux malades et aux étrangers de tous les pays.

Dans une vallée charmante, elle jouit d'un climat doux et tempéré ; l'air y est si pur et l'eau si bonne, que le crétinisme et le goître proprement dit y sont inconnus ; les scrofules y sont rares.

Le docteur Cabias assure même qu'en 1564, lorsque la peste étendait ses ravages dans les pays environnants, Aix fut préservée du fléau, et la tradition est d'accord avec lui.

« La première impression que l'on éprouve, dit M. Ordinaire, en entrant dans la vallée, c'est une profonde admiration à la vue de ces deux majestueuses montagnes le Nivolet et le mont du Chat, dont la position topographique, au levant et au couchant, fait que l'une est constamment éclairée, tandis que l'autre projette des ombres gigantesques dans la plaine. Ces deux monts si imposants dominent le lac du Bourget, les riantes collines de Tresserve, de Mouxy, de Saint-Innocent, et celle sur laquelle se groupe la ville, etc.

Complètement détruite, au XIIIe siècle, par un incendie et bientôt reconstruite, elle fut érigée en baronnie par les ducs de Savoie. Au XVIe siècle, devenue marquisat, elle vit s'élever le château, dont une partie est encore debout. Là sont installés, depuis 1868, les services publics de la municipalité : mairie, justice de paix, commissariat de police, poste aux lettres, etc.

L'ancien cercle des étrangers y a été installé de 1824 à 1849.

Ce château, où l'on voit encore un escalier Renaissance assez curieux, quoique d'un style trop lourd et d'une construction trop surbaissée, a été vendu à la ville, en 1865, avec le parc qui en dépend, moyennant une somme d'environ 600,000 francs, par le marquis d'Aix-Sommarivaz. Une partie des constructions a été abattue.

Le parc a été remanié en 1869 pour former la promenade publique actuelle. A la même époque, les maisons qui fermaient la place de l'établissement, au midi, ont été rasées, de façon à ce qu'on pût prolonger la promenade jusqu'à l'établissement même, d'où l'on peut voir maintenant la colline dite de Biollay.

Logement, nourriture.

On peut choisir entre:

1° Les *hôtels* dont les prix varient de 7 à 15 fr. par jour, selon l'importance de la maison, la grandeur et l'ameublement de la chambre, l'étage, le moment de la saison, etc.;

2° Les *pensions*, de 7 à 10 fr. par jour, table d'hôte matin et soir ;

3° Les *maisons particulières*, 2 fr. 50 à 6 fr. par lit, plus 0,60 cent. de service par jour. Quelques proprié-

taires donnent à manger, d'autres mettent une cuisine
à la disposition de leurs locataires qui sont en famille
et qui ont amené des domestiques. Enfin dans les
maisons, peu nombreuses, où il n'y a ni cuisine commune ni particulière, on peut, si l'on ne préfère aller
vivre à la pension ou à l'hôtel voisins, se faire apporter à manger chez soi, moyennant 4 à 5 fr. par
jour.

Les dames, qu'elles soient seules ou plusieurs, devraient adopter ce dernier arrangement. En ne se faisant servir que le dîner, elles auraient de quoi déjeûner le lendemain matin, avec la desserte, additionnée
de fruits achetés par la domestique de la maison, du
café ou du chocolat qu'on fera toujours très-volontiers
pour elles, quelle que soit la maison où elles seront
logées.

En général, les hôtels d'Aix ressemblent à ceux de
tous les pays et ne possèdent qu'un mobilier sommaire et très-simple, mais les personnes qui viennent
en Savoie pour leur santé ou leur plaisir, ne s'attendent
pas à retrouver tout le *capitonné* de l'appartement qu'elles quittent ; on reste peu chez soi dans un pays admirable, où tout chemin est une promenade charmante.
Pourvu que le lit soit bon et propre, on ne regarde pas
trop au reste. Les provinciaux, surtout, n'y regardent
guère ; quand les Parisiens seront en majorité à Aix,
et leur nombre augmente chaque année, plus de confortable s'introduira dans l'ameublement.

En attendant, les maisons les plus modestes sont,
à Aix, d'une propreté irréprochable, et l'on y pro-
digue le linge blanc.

Voici, par ordre alphabétique, les trois catégories

d'habitations à l'usage des étrangers. Nous n'indiquons pas les numéros, parce que les unes et les autres sont également connues, également faciles à trouver, et parce qu'il n'existe à Aix qu'un numérotage général et qui n'est point divisé par rues. Dans une petite rue, composée de dix maisons, celles-ci peuvent porter les numéros 350 à 360 par exemple.

Hôtels.

Ambassadeurs, rue du Casino.
Arc Romain, place de l'établissement.
Bains, rues du Casino et de Genève.
Bellevue, rue de Chambéry.
Chemin de fer, rues des Soupirs et du Temple.
Couronne, rue de Chambéry.
Durand, rue de Genève.
Ecu de Genève, — —
Europe (*le Globe*), rue du Casino.
Folliet (fils), rue des Ecoles.
France, rue des Bains.
Gaillard, rue de Genève.
Garin, rue de Genève.
Globe (*l'Europe*), rue du Casino.
Impérial, rue du Casino.
Italie, rue des Ecoles.
Jeandet, rues de Chambéry et du Casino.
Louvre (Anc. chat. Durieux), chemin des Côtes.
Lyon, rue de Chambéry.
Parc, — —

Paris, rue des Soupirs.
Princes, rue de Chambéry.
Robin. rues du Casino et de Genève.
Suchet, rue de Chambéry.
Univers, rue du Casino.
Venat,   —   —
Victoria, rue de Genève.

Pensions.

Bocquin, (Gabriel), rue de Chambéry.
Bocquin, (Joseph), rue des Ecoles.
Bocquin, (Michel), rue de Chambéry.
Bossut, rue des Écoles.
Bouton, rue de l'Eglise.
Broisin, rue des Bains.
Burdet, rue de Mouxy.
Chabert, place des Bains romains.
Dussuel,   —   —
Folliet, père, rue des Ecoles.
Forestier, place de l'Etablissement.
Gaimoz, rue des Écoles.
Guichard, rue de Genève.
Guillerme,   —   —
Maniglier, rue des Ecoles.
Padey, fils, rue de Mouxy.
Padey, mère, rue du Temple.
Perret, (Julie), place Centrale.
Simonet, rue de Chambéry.
Burel, rue des Ecoles.

Maisons particulières.

MM. *Bertier*, (père), rue de Chambéry (avec cuisine).
Bimet, rue de Genève (cuisine).
Blanc, (Dr). — —
Blondin, rue des Ecoles.
Bocquin, (Pharm.) place Centrale.
Bolliet, (café), — —
Bolliet, (Henri), — —
Bonnet, rue de Genève (cuisine).
Chaboud, place Centrale.
Chiron, rue de Chambéry (cuisine).
Chiron, avenue de la Gare et Ruelle du Casino.
Cochet dit Bertin, rue des Soupirs.
Coulloux, rue de Genève.
Coulon, rue des Ecoles.
Curtelin, place Centrale.
Damesin, rue de Chambéry (cuisine).
Dardel, (café), place Centrale.
Dégallion, (Vve) à côté des Bains.
Dégallion, (not.) place des Bains romains.
Domenget, place Centrale.
Domenget, (Ernest), rue du Dauphin (cuis.)
Dronchat, rue du Dauphin.
Duvernay, (Vve) rue de Genève.
Duverney, place Centrale.
Exertier, rue de Mouxy.
Folliet, (fils), rue des Ecoles.
Forestier, (Dr), place Centrale.
Gache, rue des Ecoles.
Gaillard, (Dr), place Centrale.
Grobert, rue des Soupirs.

Guichard, place de l'Etablissement.

Guilland, (Dr), rue des Ecoles.

Jarrier, rue des Ecoles.

Lubini, chemin des Côtes (cuisine).

Mathiez, (Tony), rue du Dauphin (cuisine).

Monard, rue de l'Eglise.

Perret, (Jeanne), rue du Casino (cuisine).

Perret, rue du Dauphin.

Pichon, (pharm.) place de l'Etablissement.

Picquet, rue des Bains.

Rigoley, rue des Soupirs, (*villa des fleurs*).

Rivollier, place Centrale.

Rivollier, rue des Bains.

Rouph de Varicourt, rue de Mouxy.

Sonnaz, rue de Chambéry.

Vidal, (négot.) place Centrale.

Vidal, (not.) rue des Ecoles.

Yvroux, Thomas et Thérèse, place des Bains romains.

Aux environs de la ville, on trouvera des chambres, des appartements, des châlets ou des maisons à louer :

Dans le parc de Marlioz, soit au château, soit au châlet restaurant, soit à la métairie. Résidence salubre et charmante. Toutes les demi-heures, des omnibus font le trajet entre Aix et Marlioz, et sont à la disposition gratuite des locataires du parc.

A Tresserve, soit sur la hauteur, en vue du lac, soit au pied de la colline, du côté de la vallée : villa Gonnis, villa des Lilas, etc.

A Saint-Simon, chez Mermet, restaurateur, au *rendez-vous des chasseurs* ; chez M. Caillet, propriétaire de la source alcaline magnésienne, dite de Saint-Simon.

A l'Est de la ville, sur le chemin des Massonnats, belle propriété de M. François, maison et parc, chevaux et voitures de maître, etc.

Médecins.

La nourriture et le logement assurés, il faut aller voir le médecin à qui l'on a été adressé, si, toutefois, on n'a pas commencé par là.

Nous donnons, par ordre alphabétique, les noms de MM. les docteurs qui résident à Aix, la plupart pendant l'été seulement :

Blanc, d'Aix, rue de Genève, reçu en 1866.

Bertier, — rue de l'Eglise, inspecteur-adjoint, 1844.

Brachet, rue de Chambéry, reçu en 1864. Fac. Montpellier.

Pardel, rue des Bains, 1854.

Davat, — — maire, inspecteur-adjoint, 1834.

Despine, (Constant), place Centrale, ancien inspecteur, 1830.

Forestier, place Centrale, 1843.

Gaillard, (César), place Centrale, 1851.

Guilland, (Louis), rue des Ecoles, 1842.

La Bonardière, rue de Chambéry.

Legrand, (Maximin), rue du Temple, ancien chef de clinique de la faculté de Paris, 1848.

Macé, rue des Bains.

Petit, rue de Chambéry, 1867.

Quioc, ancien médecin de l'hôpital de Saint-Etienne, au château.

Vidal, place de l'Etablissement, inspecteur, 1843.

3.

Pharmaciens.

MM. *Bocquin*, place Centrale.
Pichon, place de l'Etablissement.

Sages-femmes.

Mmes *Gandet*, rue de l'Ancien Cimetière.
Varcin, rue de Mouxy.

Gardes-malades.

Mmes Vve *Rey*, rue des Ecoles.
Caroline Durand, rue de Chambéry.
Mariette Fenoux, rue de Mouxy.

Quand on a vu son médecin, on va d'ordinaire à l'établissement, on s'inquiète de l'heure du départ des courriers, et l'on visite les curiosités de la ville. Nous renvoyons aux chapitres suivants ce qui est relatif à l'établissement et au service des bains. Nous allons épuiser tout de suite ce qui concerne la ville.

Poste aux lettres.

— Les Bureaux, situés dans l'ancien château d'Aix, sont ouverts au public de 7 h. du matin à 7 h. du soir, du 15 juin au 15 septembre.
Le courrier des lignes de Lyon et de Paris arrive à

10 h. du matin, à Aix, et les lettres sont distribuées avant midi.

Les heures de départ varient chaque année, en raison de la différence dans le mouvement des trains. On ne peut que les indiquer approximativement à 4 ou 5 heures du Soir.

Courrier d'Italie.

Arrivée à 8 h. 10 m. du matin.
Départ à 9 h. 15 m. du soir.

Courrier de Suisse.

Arrivée à 10 h. 30 m. du soir.
Départ à 7 h. 10 m. du matin.

Voici le tarif d'affranchissement d'une lettre de 10 grammes pour différents pays.

0,25 c. Duché de Luxembourg.

0,30 c. Bade (Grand-Duché), (7 gr. 1/2.). Belgique, Ile de la Réunion, Suisse, Wurtemberg (ou 0,40 c.)

0,40 c. Angleterre, Bavière, Constantinople, Egypte, Francfort-sur-le-Mein, Espagne (7 gr. 1/2.) Italie, Jersey, Malte (7 gr. 1/2.) Nassau, Pays-Bas, Portugal, Prusse (Aix-la-Chapelle, Coblentz, Cologne, Dusseldorf et Trèves.), Smyrne, Wurtemberg (ou 0,30 c.)

0.50 c. Brunswick (duché), Danemark, Etats-Romains, Guyane Française, Martinique, Prusse (voir plus haut.) Saïgon, Saxe.

0,60 c. Autriche, Amérique du Nord (oblig.) Grèce, Suède.

0,70 c. Norwège.

0,80 c. Australie, Brésil (7 gr. 1/2.) Chine, (oblig.) Cuba (oblig). Guyane Anglaise, Indes Orientales, Mexique (oblig.) Russie.

1 fr. Amérique centrale (oblig.) Bolivie, Chili.

Télégraphie électrique.

Les bureaux, rue de Chambéry, vis-à-vis la promenade du parc, sont ouverts de 8 h. du matin à 9 h. du soir.

Le prix d'une dépêche est de :

Pour le département......................	0 fr.	50 c.
— toute la France et la Corse.........	1	»
— l'Algérie et la Tunisie.............	6	»
— l'Italie.........................	4	»
— les Etats Romains.................	5	»
— La Suisse	3	»
— l'Angleterre :		
Londres et les îles de la Manche.........	4	»
Les autres villes anglaises..............	6	»
Espagne	4	»
Portugal............................	5	»
Autriche, Mecklembourg	6	»
Grand-duché de Bade, Bavière..........	3	»
Belgique, Luxembourg	3	»
— Prusse :		
A l'Ouest du Weser et de la Werra......	3	»
Prusse à l'Est	4	»
Suède	8	50
Norwège............................	9	»
Russie d'Europe.....................	10	50

Région du Caucase...................... 13   50
Russie d'Asie................ 18 50 et 26   50
Grèce et Turquie d'Europe............. 10   »

Moyens de transport.

Chemins de fer. — Tous les jours, plusieurs trains partent d'Aix dans la direction de l'Italie, de la Suisse, de Lyon, de Mâcon, de Paris et d'Annecy.

Il est délivré à la gare, des billets d'aller et retour, à prix réduits, valables pendant un jour pour Chambéry. Les voyageurs porteurs de ces billets ne sont pas admis dans les trains express.

Bateaux à vapeur. — Départ d'Aix pour Lyon, par le lac et le Rhône, à 7 h. du matin, lundi, mercredi, vendredi. Trajet en 8 heures. Bureau, place Centrale, 54, chez Bolliet (Henri).

Départ de Lyon pour Aix à 5 heures du matin, mardi, jeudi, samedi. Trajet en 13 heures. Bureau, quai St.-Clair.

Chevaux, voitures et chars. — Les principaux hôtels font stationner devant la gare, à l'arrivée de tous les trains, des omnibus ou des voitures qui portent leurs noms. Les uns et les autres peuvent être mis à la disposition des étrangers pour des promenades ou des excursions. On trouve également des voitures à volonté chez :

MM. Exertier, Dullin, Bernard, Journet dit Cortiby, Pierre Carraz, Paul Carraz, rue de Chambéry, Chetal, rue des Soupirs, Grosdaillon, Lansard (Vve), Davat frères, Rabut, Myon, Murguet François, Murguet fils.

Enfin, sur la place Centrale et dans la rue du Casino, stationnent constamment des voitures de place.

Chevaux de selle, chez Prince, rue de Chambéry, à prix débattus.

Nous extrayons de l'arrêté de police relatif aux voitures, les articles qu'il importe de connaître.

Les voitures ne pourront être mises en circulation qu'autant qu'elles seront en parfait état de propreté.

Les harnais et tous les objets accessoires devront être confectionnés solidement et tenus constamment en bon état.

Il est défendu aux entrepreneurs d'employer des chevaux entiers, vicieux, atteints de maladie ou d'infirmités, qui les mettent hors d'état de faire leur service.

Toute voiture de louage devra être munie d'une machine à enrayer, agissant sur les roues de derrière, et disposée de manière à ce que le cocher puisse la faire fonctionner sans descendre de son siége.

Chaque cocher devra toujours être porteur :

1° D'un exemplaire du présent arrêté, qu'il communiquera aux voyageurs qui le demanderont;

2° De son permis de conduire.

Les cochers devront, autant que possible, faciliter l'entrée des voyageurs dans leurs voitures, ainsi que leur descente.

Ils auront soin d'ouvrir et de fermer les portières.

Toute impolitesse, tout acte de grossièreté de la part des cochers envers le public seront sévèrement réprimés.

Il est défendu aux cochers :

1° De lutter de vitesse entre eux, de faire galoper leurs chevaux, de les frapper avec le manche de leur fouet, et de les maltraiter d'aucune manière ;

2° De laver leur voiture, soit sur les places de stationnement, soit sur un autre point de la voie publique, après six heures du matin ;

3° De quitter leurs voitures, lorsqu'elles attendent à la porte des particuliers ou à l'entrée d'un établissement public ;

4° De fumer lorsqu'il y aura des voyageurs dans leurs voitures ;

5° D'offrir, par paroles ou par gestes, leurs voitures au public, de raccoler les passants, de parcourir la voie publique au pas, ou de faire exécuter à leur voiture un va-et-vient continuel, dans le but de faire comprendre qu'ils sont à la disposition du public, tous actes constituant la maraude, qui leur est formellement interdite.

Ils seront tenus de marcher à toute réquisition, quel que soit le rang que leur voiture occupe sur la station.

Tarif pour le territoire du canton d'Aix.

Aucun voiturier ou cocher ne pourra être contraint de marcher pour un des points du canton d'Aix, qu'autant qu'il sera pris à "heure.

Lorsqu'un voyageur demandera à être transporté hors du canton, prix de cette course devra être réglé de gré à gré, et, à défaut du règlement préalable entre le voyageur et le cocher, la course sera payée à l'heure.

Le tarif des prix à l'heure, pour les courses des voitures de louage, est fixé comme il suit :

Voiture à 2 chevaux	1 heure.	4 fr.
	Chaque heure suivante.	3 fr.
Voiture à 1 cheval	1re heure.	3 fr.
	Chaque heure suivante.	2 fr.

Dans le cas où les personnes transportées ne reviendraient pas à Aix avec la même voiture, il sera payé pour le retour une somme égale à celle qui sera due pour le temps employé jusqu'au point où la voiture sera laissée, sans que cependant le prix total puisse être inférieur au prix d'une heure.

Après minuit, les prix fixés ci-dessus seront augmentés de moitié.

Si un cocher, retenu pour aller chercher quelqu'un à domicile ou dans un lieu public, est renvoyé sans y être employé, il recevra à titre d'indemnité de déplacement :

Pour une voiture à deux chevaux. . . . . .3 fr.

Pour une voiture à un cheval. . . . . 2 fr.

Lorsqu'un cocher aura été retenu pour aller charger à domicile et marcher à l'heure, le prix de l'heure lui sera dû à partir de son arrivée à la porte des voyageurs.

Le prix de la première heure sera toujours dû intégralement, lors même que le voyageur n'aura pas employé l'heure entière. A compter de la deuxième heure inclusivement, le prix à payer sera calculé suivant l'espace de temps pendant lequel la voiture aura été occupée, et par fraction de demi-heure.

Les cochers seront tenus de faire marcher leurs chevaux à raison de huit kilomètres au moins à l'heure, sur tous les points du canton, à l'exception de Mouxy, Trévignin, Pugny et Tresserve, où la vitesse minimum sera réduite à six kilomètres.

Voitures faisant le service de la gare.

Les voitures de louage qui stationnent à la gare du chemin de fer seront toutes considérées comme omnibus faisant le service de la gare à la ville, et de la ville à la gare.

Le prix des places de ces voitures est fixé comme il suit :

Par personne. . . . . 75 c.

Par colis au-dessus de 20 kilogrammes. . . . . 50 c.

Les colis au-dessous de 20 kilogrammes seront transportés sans frais.

Toute voiture-omnibus retenue devra marcher au plus tard après 8 minutes d'attente, à compter de l'arrivée du train avec lequel elle correspond, quel que soit le nombre de voyageurs à transporter.

Les voitures-omnibus, à destination déterminée, s'arrêteront devant la porte de l'établissement qu'elles desservent.

Les voitures-omnibus, sans destination déterminée, transporteront les voyageurs jusqu'au point que ceux-ci auront désigné en montant en voiture, sur l'interrogation du cocher, sous la réserve toutefois que ce point se trouvera en dedans des limites de l'octroi.

Dans aucune circonstance, il ne pourra être exigé par les cochers un prix supérieur à ceux fixés par le présent tarif.

Les cochers ne pourront non plus exiger de pourboires.

Il devra toujours y avoir dans chaque voiture un exemplaire du présent arrêté.

Le cocher devra représenter cet arrêté à toute réquisition des personnes qui voudront faire usage de sa voiture.

Il y aura constamment dans l'intérieur des voitures de louage un tarif indiquant le prix de l'heure.

Ce tarif sera affiché sur le côté gauche de la voiture, et de manière à ce que le voyageur puisse facilement le consulter.

Anes.

— On se sert beaucoup à Aix de ces animaux modestes et patients pour les promenades aux environs. Ils stationnent rue de Genève, au-dessous de l'hôtel Victoria, près l'avenue du Gigot.

Voici les principales dispositions contenues dans le règlement de Police auquel sont soumis leurs propriétaires :

Chaque âne mis en location devra être solidement harnaché, de manière à présenter toutes les conditions de sécurité, de commodité et de propreté convenables.

L'emploi d'ânes vicieux ou atteints de maladies ou d'infirmités est interdit.

Tout acte d'impolitesse, toute grossièreté de la part des âniers envers le public seront sévèrement réprimés.

Nul ne pourra conduire en état d'ivresse.

4

Les pères, maris et maîtres sont responsables du fait de leurs enfants, femmes et domestiques.

Chaque âne portera sur le frontal de sa bride un numéro de police qui devra toujours être apparent.

Chaque loueur ou conducteur devra toujours porter avec lui :

1° Un exemplaire du présent arrêté, qu'il sera tenu de communiquer aux personnes qui l'exigeront ;

2° L'autorisation de conduire.

Il est expressément défendu aux conducteurs de faire trotter ou galoper leurs ânes dans la ville, de gêner la circulation sur les trottoirs ou dans les rues en se réunissant en groupes, et de troubler la tranquillité publique par des cris, des rixes ou disputes.

Ils s'abstiendront de faire claquer leurs fouets ou de les agiter de manière à atteindre les passants.

Dans l'intérieur de la ville, ils devront se tenir constamment en tête de leur monture, et ne pourront, sous aucun prétexte, les abandonner sur la voie publique.

Les ânes affectés au service des promeneurs ne devront pas stationner dans les rues. Ils seront tous attachés dans un lieu désigné par l'autorité locale, et n'en sortiront que pour faire une course ou pour être reconduits à l'écurie.

Les loueurs ou conducteurs devront marcher à toute réquisition, quel que soit le rang qu'occupent les ânes à la station.

Le tarif des courses à ânes est fixé comme suit :

1° A l'heure (chaque heure indifféremment). . . . . . . 1 fr.
2° A la demi-journée. . . . . . . , ... 4 fr.
3° A la journée . . . . 7 fr.

Toute heure commencée sera payée intégralement si elle est commencée depuis plus de trente minutes. — Au-dessous de trente minutes on ne pourra exiger que 50 centimes.

Est considérée comme demi-journée l'occupation de la monture pendant plus de cinq heures et moins de six.

Est considérée comme journée entière l'occupation de la monture pendant plus de neuf heures et moins de dix.

Toute occupation de la monture en sus des laps de temps désignés comme journée ou demi-journée sera payée à l'heure.

Lorsqu'un loueur ou conducteur aura été retenu pour aller prendre une personne à domicile, le prix de la course lui sera dû à partir de son arrivée à la porte du promeneur.

Lorsque le promeneur renverra sa monture après être arrivé à destination, le retour sera payé au conducteur à raison du temps nécessaire pour se rendre du point de départ à celui d'arrivée.

M. le Commissaire spécial de police d'Aix-les-Bains et les Agents de l'autorité sont chargés de l'exécution du présent.

Bateaux destinés aux promenades sur le lac du Bourget.

Dans chaque bateau admis au service des promeneurs sera fixé un écusson, sur lequel seront inscrits :

1° Le numéro de police ;

2° Le nombre des places, qui ne pourra être supérieur à huit non compris les bateliers ;

3° Le nom et la demeure du batelier-propriétaire ;

4° Le tarif dont il sera parlé ci-après.

Le numéro de police sera reproduit sur le bateau, à l'arrière et sur les côtés, en chiffres arabes peints en couleur tranchant sur le fond.

Les conducteurs doivent être constamment porteurs de billets imprimés indiquant le numéro du bateau, le tarif ci-après, et portant en outre ces mots : « *Les personnes qui auraient des plaintes contre* « *les conducteurs, ou à réclamer des objets laissés dans le bateau,* « *devront s'adresser au bureau de police, à la mairie.* »

Le conducteur est tenu de remettre l'un de ces billets à toute personne qui aura loué un bateau, sans qu'elle le demande et avant l'entrée dans l'embarcation.

Les conducteurs de bateaux et les rameurs ne pourront exercer leur profession sans une permission écrite du Maire.

Ils devront, pour l'obtenir, justifier qu'ils sont âgés de 18 ans au moins et d'une bonne conduite.

Des dispenses d'âge pourront être accordées jusqu'à concurrence de 16 ans.

Tout acte d'impolitesse, toute grossièreté de la part des conducteurs et bateliers envers le public seront sévèrement punis.

Tout conducteur de bateau devra constamment être porteur et exhiber à toute réquisition des agents de l'autorité ou des personnes qui voudront l'employer :

1º Un exemplaire du présent arrêté ;

2º La permission qui lui aura été délivrée par le Maire, conformément à l'art. ci-dessus.

Il est expressément défendu aux bateliers de se réunir en groupes sur la place ou sur le port, et de fatiguer les étrangers de leurs obsessions.

Les propriétaires ou conducteurs de bateaux sont tenus de conduire les promeneurs à toute réquisition.

Le prix à payer pour l'aller et le retour sur les points ci-après sont fixés ainsi qu'il suit, quel que soit le port où lieu d'embarquement :

Bateaux à 3 bateliers, comprenant 8 places au plus.		*Bateaux à 2 bateliers, comprenant 6 places au plus.*	
Pour Hautecombe.	9 fr.	Pour Hautecombe.	8 fr.
— Bourdeau.	4 fr.	— Bourdeau.	3 fr.
— Le Bourget.	9 fr.	— Le Bourget.	8 fr.
— Brison-St-Innocent.	6 fr.	— Brison-St-Innocent.	5 fr.
— Bon-Port.	4 fr.	— Bon-Port.	3 fr
— Châtillon et Savières.	14 fr.	— Châtillon et Savières.	13 fr.

Il est expressément défendu de dépasser le nombre de places déterminées pour chaque bateau.

Il est accordé aux promeneurs un séjour d'une heure dans les localités ci-dessus désignées, sans augmentation de prix, et tout séjour excédant la première heure, sera payé à raison de 1 fr. 50 l'heure, les fractions d'heure comptées comme heures complètes.

Les courses ou promenades faites sur le lac sans but déterminé d'avance seront payées à l'heure, savoir :

Pour les bateaux à trois rameurs.

La première heure.................. 4 fr.

La seconde heure..................... 3 fr.

Chaque heure suivante .... 2 fr.

Pour les bateaux à deux rameurs.

La première heure............,.... 3 fr.

La seconde heure...............,.: 2 fr. 50.

Chaque heure suivante........... 2 fr.

Ce réglement, qui date de 1862, devrait être refait. Des lacunes regrettables peuvent y être signalées, ainsi que des incorrections que ne comporte pas un document émané de la mairie.

Il ne suffit pas « d'être âgé de 18 ans et d'une bonne conduite, » pour que l'on vous confie la vie des passagers qui, tous les jours, traversent le lac. Le métier de batelier exige des qualités particulières et un assez long apprentissage que ne sauraient remplacer la permission du maire, d'ailleurs incompétent. Qu'il sache dans quels cas, il doit refuser cette permission, on le comprend. Mais comment saurait-il quand il doit l'accorder ?

La chose est grave et vaut qu'on y réfléchisse. L'autorité municipale ne ferait-elle pas bien d'organiser les bateliers en syndicat, et d'imposer certains examens, certaines conditions (celle, entre autres, de savoir nager), à ceux qui en voudraient faire partie ? Les membres de la corporation porteraient un signe distinctif qui les recommanderait aux étrangers; — chaque bateau serait muni d'une bouée de sauvetage, etc., etc.

En attendant, il serait fort désirable que ce réglement, tel qu'il est, fût sévèrement appliqué, dans l'intérêt même des bateliers. Il est impossible de faire un pas dans la ville et hors la ville, à quelle qu'heure que ce soit, sans être fatigué par leurs obsessions

4.

qui, à elles seules détournent un grand nombre d'é-
trangers de se livrer au plaisir d'une promenade sur
l'eau.

Portefaix, crocheteurs.

Les crocheteurs seront responsables des effets confiés à leurs
soins. Ils devront scrupuleusement les transporter dans les maisons
ou hôtels qui leur seront indiqués.

Les crocheteurs devront porter d'une manière ostensible une
plaque indiquant leur emploi.

Tout acte d'impolitesse, toute grossièreté, tout manque d'égards,
d'attention de la part des crocheteurs envers le public, sont sévèrement défendus.

Il est défendu à tout crocheteur en état d'ivresse d'exercer son
emploi.

Le prix des transports est fixé comme suit pour tout le périmètre
de l'octroi jusqu'à la gare, et vice-versa, et les crocheteurs ne
pourront, en aucun cas, exiger davantage.

Par colis au-dessus de 25 kilog....... 0,60 c.
Par colis au-dessous de 25 kilog...... 0,20 c.

Les crocheteurs devront exhiber, à toute réquisition des agents
de l'autorité ou des personnes qui voudront les employer :

1º L'autorisation d'exercer qui leur aura été délivrée par le
Maire ;

2º Un exemplaire du présent arrêté.

Librairie, papeterie, abonnement de lecture.

MM. Bolliet (Henri), Place Centrale.
　　Bolliet (Gaspard), rue de Chambéry.

Bibliothèque choisie.

Au Presbytère, à côté de l'Eglise.

Salon de lecture.

Revues, journaux français et étrangers, au Casino.

Articles de fantaisie.

Bolliet (Henri), Place-Centrale.
Durand, rue des Bains.
Ronzière (de Chambéry), rue des Bains.

Dépôt de gaze de Chambéry.
Tissus de poils de lapins angoras, de Saint-Innocent, etc. (Prix de fabrique).

M. Domenget, Place Centrale.

Banque d'Escompte et de recouvrement.

MM. Anthonioz et Gillet, représentés par M. Pierre Rochex.

Banquier.

M. Tocanier (Jules), et Cie, rue de Chambéry.

Agents d'affaires.

MM. Lansard, Cuizin, rue des Bains.

Vins et liqueurs.

M. Malinjoud, place Centrale.

Pianos à louer.

MM. Faeudrick, Lajoue, accordeurs et Mds de musique à Chambéry. S'adresser aux libraires et aux hôtels.

Leçons de musique.

M. Molinaz, les artistes du Casino, Mme Barandier.

Tir à la carabine et au pistolet, artificiers.

MM. Colombert, rue de Genève ; Maisonny, rue du Temple.

Services religieux.

Il existe à Aix une église catholique (beaux vitraux

gothiques dans le chœur) ; et un temple protestant, construit en 1869 par la société anglicane. Rue du Temple.

Théâtre.

Une salle rustique, placée en face de la Gare, dans l'avenue Marie et qu'a fait construire madame de Solms (maintenant Ratazzi) sert aux représentations des troupes de passage à Aix. Madame de Solms y a joué elle-même, bien des fois, en compagnie de Ponsard. Cette salle très simple, avec une seule loge de face, est agréablement disposée et on pourrait y donner au profit des pauvres, des bals qui remplaceraient, avec toutes sortes d'avantages, les quêtes faites aux tables d'hôtes et à domicile.

M. Mottet, propriétaire de la Villa-des-Fleurs, a l'intention de construire prochainement une salle de spectacle d'été, qui ajouterait une séduction de plus à la villa, devenue, sous la direction de M. Rigoley, de Lyon, un restaurant, un café et un lieu de concert militaire. Cette salle entièrement vitrée et largement ouverte, permettrait aux promeneurs et aux fumeurs, d'assister du jardin à la représentation. Elle serait placée sous les grands arbres, à l'est de la vérandah et n'enlèverait rien à l'agrément du jardin.

Casino.

Fondé en 1848, par une Société d'actionnaires, et

construit par feu M. Pellegrini fils, architecte de la ville de Chambéry.

Ouvert du 1er mai au 15 octobre ; — on y est admis aux conditions suivantes :

Pour une personne......................... 25 fr.
 — mari et femme...................... 45
 — père ou mère avec un enfant au-dessous
  de douze ans...................... 45
 — père et mère avec un enfant, non marié. 55
 — enfants au-dessous de douze ans....... 5
 — Entrée pour un jour, et par personne... 3

A partir du mois de septembre, les prix sont modifiés comme il suit :

Une personne............................ 15 fr.
Deux personnes.......................... 25
Une famille............................. 35

Il renferme un petit salon pour les réunions des premiers et des derniers jours de la saison ; une vaste salle de bal, terminée à l'une de ses extrémités par une glace gigantesque, s'ouvre aux danseurs les jeudis et les dimanches, quand l'affluence des étrangers a rendu le petit salon insuffisant. Les autres jours, un excellent orchestre, conduit par le chevalier Bianchi, exécute des morceaux choisis soit dans la musique classique, soit dans les opéras anciens ou récents.

Une salle de lecture où sont reçues les principales publications périodiques de Londres, de Paris, de Lyon et de Marseille ;

Des salons de conversation ;

Un café avec billard et jeux divers ;

Une salle de jeu où, malheureusement le baccarat retient trop tard les baigneurs ;

Un restaurant avec terrasse, où l'on peut prendre le

café et fumer en vue des jardins du Casino et en face du splendide décor formé par la vallée, la colline de Tresserve, le mont du Chat et les glaciers de la Maurienne.

Ce restaurant est parfaitement tenu par M. Baptiste, et on ne peut que regretter que le public n'y ait pas un libre accès, tout au moins à certaines heures.

Antiquités romaines. Curiosités

Arc de Campanus

Sur la place de l'Etablissement, ce monument d'ordre toscan et ionique, formait autrefois l'entrée principale des Thermes.: il a 9 mètres 16 de hauteur et 6 mètres 71 de largeur.

La frise présente sur la face ouest, huit niches (*columbaria*) qui devaient contenir, soit des moulures en bronze ou des métopes, soit des urnes cinéraires où les effigies des personnages dont les noms sont sculptés au-dessus.

Les inscriptions gravées sur l'attique et sur l'architrave forment autant de dédicaces en l'honneur de la famille Pompéia. Les voici avec leur traduction.

Sur l'attique :

POMPEIO CAMPANO AVO A PATRE

A Pompeius Campanus, grand'père paternel

CAIÆ SECVNDIN, AVIÆ A PATRE

A Caia Secondina, grand'mère paternelle

POMPEIÆ MAXIMÆ SORORI

A Pompeia Maxima, sœur

POMPEIO CAMPANO FRATRI

A Pompeius Campanus, frère

Sur l'architrave .

D. VALERIO GRATO
A Deius Valerius Gratus
CAIO AGRICOLÆ
A Caius Agricola
POMPEIÆ L. SECVNDIN AMITÆ
A Pompeia Lucia Secundina, tante
C. POMPEIO JVSTO PATRI ET PARENTIBUS
A Caius Pompeius Justus, père, et aux parents
VOLVNTILIÆ C. SENTIÆ AVÆ AMATÆ
A Voluntilia Caia Sentia, aïeule aimée
C. SENTIO JVSTO AVO AMATO
A Caius Sentius Justus, aïeul aimé
T. CANNVTO ATTICO PERPESSO
A Tertius Cannutius Atticus Perpessus
L. POMPEIO CAMPANO CAMPANI ET SENTIÆ FIL.
A Lucius Pompeius Campanus, fils de Campanus
et de Sentia

Sous l'architrave :

L. POMPEIUS CAMPANUS VIVUS FECIT
Lucius Pompeius Campanus, de son vivant, fit ériger
ce monument

Selon la coutume des Romains, tout près des Thermes se trouve un temple (*Temple de Diane*), dans le jardin du Presbytère. Il est construit avec de gros quartiers de pierre régulièrement superposés, sans ciment. C'est le genre de construction connu sous le nom *d'isodomos*, pour le distinguer des constructions *pélasgiques* ou cyclopéennes, formées de polygones irréguliers.

Il est long de 13 mètres et enfoui au tiers de sa hauteur.

La plupart des médailles romaines trouvées à Aix

sont des deux premiers siècles de l'ère chrétienne.

La maison Chabert, tenue actuellement par mademoiselle Chabert, petite nièce du docteur Périer, a été habitée par Lamartine, et c'est là que se sont passées les premières scènes du livre intitulé : *Raphaël*.

La chambre dont la fenêtre donne sur la campagne, la treille, le jardin où Julie se réchauffait au soleil d'automne, sont toujours tels qu'ils ont été décrits par le poète.

C'est aussi dans cette maison que Lamartine fit plus tard la connaissance de mademoiselle B., qu'il épousa.

Bains romains. Servent de cave à la pension Chabert. De forme octogone, entourés de gradins revêtus de marbre blanc supportés par une centaine de piliers quadrangulaires, en briques, autour desquels règne un corridor où circulait l'eau d'alun.

Cette construction paraît avoir servi principalement de piscine. Elle a 15 mètres carrés de surface.

Le plafond du corridor est percé d'une multitude de petites cheminées rectangulaires faites en terre cuite, communiquant entre elles, et ayant 12 centim. sur 5 centim. d'ouverture, et 1 m. 14 de hauteur.

Elles introduisaient la vapeur dans la portion supérieure de la piscine, dispositions qui pourraient faire supposer que cette pièce était à la fois une étuve et un bain d'immersion. La plupart des larges briques de ce massif portent en relief le nom de *Clarianus* : c'était le fabricant.

Un *gnomon*, ou cadran antique, creusé en cône, dans un bloc de travertin.

Il est divisé en 12 parties égales par les lignes horaires. Ces lignes servaient pour toutes les saisons ; l'intervalle qui marquait les heures en hiver, était plus court que celui qui correspondait aux heures de l'été. L'ombre du style traçait cette différence par le plus ou le moins de longueur de sa projection. Aux extrémités supérieure et inférieure de la coquille formée par la surface concave du *gnomon*, se trouvent deux segments de cercle qui indiquent les deux termes annuels de la route du soleil, un troisième, placé au centre, marque la ligne de l'équateur ou de l'équinoxe.

La galerie de captage d'une des sources thermales constitue aussi une des curiosités de la ville. Nous en parlerons plus loin.

CHAPITRE III

Les eaux.

Elles sont classées parmi les eaux thermales, carbonatées calcaires, sulfureuses (monosulfhydriquées, du Dr Calloud).

Successivement appelées par les Romains *Aquæ allobrogum. Aquæ domitiæ, Aquæ gratianæ*, elles se trouvaient alors sur un embranchement des grandes voies romaines qui traversaient les Alpes, entre Chambéry (Lemnicum) et Genève.

Elles émergent du terrain néocomien, groupe crétacé reposant sur le terrain jurassique et recouvert par la mollasse qui forme les collines environnantes.

Limpides, incolores, onctueuses au toucher, répandant une odeur hépathique, douées d'une saveur douce, point désagréable, elles ne déterminent que très rarement des renvois nidoreux. Les canaux qui les amènent contiennent des dépôts d'une substance azotée analogue à la glairine. Lors des tremblements de terre de Lisbonne, de la Calabre, en 1783, et de la chaîne du Mont-Blanc en 1822, la source de soufre se refroidit subitement, se troubla et se couvrit d'une écume blanchâtre; la source d'alun resta dans son état ordinaire. (Le Pileur et Joanne.) Ce fait paraît contredire l'opinion qui attribue une origine commune aux deux sources. Elles sourdent à une distance de 80 mètres environ l'une de l'autre.

L'une porte le nom d'eau de soufre, et l'autre d'eau d'alun. Ces désignations sont fort anciennes et remontent probablement à l'époque où l'on appelait: *alun* le sulfate d'alumine, sel qui est un peu plus abondant dans cette dernière que dans l'eau de soufre. Aujourd'hui le nom d'alun ne s'applique qu'au sulfate doublé d'alumine et de potasse, et la source dite d'alun n'en contient pas plus que l'autre.

Les analyses faites en 1838 par M. Bonjean, de Chambéry, ont donné les résultats suivants:

Pour 1000 grammes d'eau (1 litre).

	EAU de Soufre	EAU d'Alun
Azote.........................	0,032	0,080
Acide carbonique libre...........	0,025	0,013
— sulfhydrique libre	0,041	0,042
Oxygène		0,018

	EAU de Soufre	EAU d'Alun
Acide Silicique........................	0,005	0,004
Phosphate de Chaux....................	0,002	0,002
Carbonate de Chaux ....,..	0,148	0,181
— de Magnésie................	0,025	0,019
Bicarbonate de Fer.................	0,008	0,009
Sulfate de Soude....................	0,096	0,042
— de Chaux........................	0,016	0,015
— de Magnésie....................	0,035	0,031
— d'Alumine.....................	0,054	0,062
Chlorure de Sodium.................	0,007	0,014
— de Magnésium...................	0,017	0,022

La température de l'eau de soufre est de 45 à 46 degrés centésimaux, indiquant une profondeur d'origine de 1000 à 1200 m. ; celle de l'eau d'alun est plus élevée d'un ou deux degrés. Cette dernière s'abaisse de plusieurs degrés après les longues pluies.

Le principe sulfureux se trouve dans l'une et l'autre à l'état de gaz acide sulfhydrique libre et en quantité sensiblement égale. Toutes deux marquent 4 degrés au sulfhydromètre de Dupasquier.

Des analyses plus récentes faites par MM. O. Henry et Bonjean ont montré que la glairine et le brôme sont en proportion un peu plus grande dans l'eau de soufre, tandis que l'alumine, le fer, et paraît-il, l'iode sont plus abondants dans l'eau d'alun.

A titre de curiosité, nous transcrivons la première analyse qui en fut faite par le Dr Bonvoisin, de l'académie des sciences de Turin, pendant le séjour que la cour de Piémont fit à Aix, en 1784.

Un vol. d'eau de 28 litres pour chaque source a donné :

	EAU de Soufre	EAU d'Alun
Alkali minéral vitriolé ou sel de Glauber..	9 grains	6 grains
Magnésie vitriolée, ou sel cathartique.....	19	6
Chaux vitriolée, ou sélénite............	11	18
Sel marin à base magnésienne..........	4	4
Chaux aérée, ou spath calcaire.........	30 1/2	32
Fer, environ......................	1	2
Parties extractives animales............	Traces	Traces
Chaux muriatique ou sel marin calcaire....	0	12

Selon la remarque de Gimbernat, chaque fois que la température de l'air descend à 10 ou 12° c. au plus bas, il se forme, dans les bains de la source de soufre, des flocons gélatineux, matière analogue à celle que la chimie a trouvée dans les eaux sulfureuses des Pyrénées, principalement à Barèges, d'où vient le nom de Barégine. C'est la même substance que la glairine dont nous avons déjà parlé. Elle est encore nommée glairidine, zoïodine, sulfuraire, etc.

Tous les auteurs s'accordent à considérer ces eaux comme excitantes du système nerveux et de la circulation, comme toniques et reconstituantes, agissant principalement sur la peau et les muqueuses.

Nous parlerons plus loin des Eaux de Marlioz et de Saint-Simon qui peuvent, par leur proximité, être regardées comme des annexes et des compléments des Eaux d'Aix.

CHAPITRE IV

L'établissement.

Au rapport de Cabias, qui écrivait en 1622, ce fut un des proconsuls de Jules César, nommé Domitius, qui fit construire à Aix les premiers bains, après la victoire qu'il remporta sur les Allobroges, l'an 628 de Rome. Ces bains furent successivement restaurés et embellis par les préfets de la province romaine. Il n'en reste que bien peu de traces. On a trouvé par hasard sous la maison Chabert une piscine de petite dimension, et quelques menus objets de ce temps-là, mais plusieurs historiens pensent que les constructions élevées par les vainqueurs des Gaules devaient être considérables et occuper une grande partie de l'emplacement actuel de la ville. L'arc de Campanus, encore debout, aurait marqué une des entrées des Bains.

Jusqu'à ce que des fouilles ou fortuites ou voulues aient été faites, nous ne saurons rien de positif à cet égard, les archives du pays ayant disparu dans les incendies qui, à diverses époques, ont détruit entièrement la ville.

Combien de temps, après ces désastres, les sources restèrent-elles privées d'établissement? On ne le sait

pas non plus. A la fin du siècle dernier, il n'en existait d'aucune sorte. Des malades qui venaient à Aix,
quelques-uns se baignaient sous une voûte irrégulière
creusée dans le roc, par la nature, à la source de soufre; la plupart se contentaient de boire l'eau puisée au
lieu d'émergence, et prenaient des bains à domicile. Le
docteur Daquin qui publia, en 1773, une *analyse des
Eaux thermales d'Aix, en Savoie*, s'élève contre cette
coutume, et il engage avec instance, les malades à se
baigner de préférence dans les bassins formés par les
eaux à leur sortie de terre, bien que ces bassins soient
à l'air libre, et que rien, pas même une tente, ne les
protége ni contre les regards du public, ni contre la
pluie ou le soleil. Un de ces bassins portait le nom de
bain royal, depuis qu'au rapport de Cablas, Henri IV,
passant par Aix, était descendu de cheval et s'y était
baigné et lavé avec les seigneurs de sa suite. C'est là,
du moins, ce qu'ont répété tous les auteurs qui ont
écrit sur les thermes d'Aix. Mais Henri IV traversait
la Savoie en 1600, à l'occasion de la prise par Sully,
du fort de Montmélian, qui, pendant de longs siècles
avait été regardé comme une des meilleures places de
l'Europe, et comme le boulevard de la Savoie contre la
France. Or, en 1571, Elpidianus, dans son livre *Des Thermes*, attribue la construction de ce bain à Charlemagne :
« bain vraiment royal, dit-il, tant par sa splendeur,
par les belles galeries qu'on y voit tout autour, que
par sa belle construction en pierre de taille d'une
figure taillée. »

M. le Dr Vidal, qui rapporte ce passage, pense qu'il
s'agit ici d'une piscine romaine, restaurée par les
comtes de Savoie, et qui fut détruite par le terrible
incendie de 1739, qui dévora toute la ville.

Quoi qu'il en soit, cet ancien bain royal, restauré en
1751, a servi de bain pour les chevaux jusqu'en 1825,
époque à laquelle on a construit sur son emplacement
le bain de l'Hôpital, petit bâtiment bas, en briques,
qu'on voit à côté de la maison Chabert, sur la pente, à
droite des Bains.

Ce fut le roi de Sardaigne, Victor-Amé III, qui, de
1779 à 1783, fit élever le premier et ancien établissement, masqué de nos jours par l'établissement actuel.
Il n'est, en effet, que masqué ; la plus grande partie
en a été conservée, et le pavillon nord tout entier est
encore visible de l'extérieur.

Le Parlement sarde avait confié l'édification du nou-
vel établissement à M. Jules François, ingénieur des
Mines, chargé du service des Eaux Minérales de
France, et à M. Bernard Pellegrini, architecte de la
ville de Chambéry qui déjà avait construit le Casino.
Une somme de 900,000 fr. avait été votée aussi par le
Parlement. Le 2 septembre 1857, le roi Victor-Emmanuel posa solennellement la première pierre ; mais la
somme de 900,000 fr. était insuffisante, et les travaux,
au moment de l'annexion à la France, en 1860, se trouvaient suspendus. Le nouveau Gouvernement déclara
les thermes d'Aix établissement de l'Etat. Il se chargea
d'achever ce qui était en voie d'exécution et de recon-
struire entièrement l'Hôpital fondé par la reine Hortense, en 1813. C'est le bâtiment neuf qui domine l'établissement au Sud-Est.

La source dite de soufre, sort de terre sous l'établissement même ; celle d'Alun, anciennement source de
Saint-Paul, y est amenée par une galerie de captage
qui est à la fois une œuvre d'art et une des curiosités
du pays.

En 1854, sous la direction de M. Jules François, on creusa dans le roc un tunnel horizontal de 120 m. de longueur, sur une hauteur de 1 m. 80 et une largeur de 1 m. 40.

A 80 m. de l'entrée de la galerie, un coup de mine amena tout à coup l'écoulement d'une si grande quantité d'eau chaude, que les ouvriers employés au percement faillirent périr et que la ville craignit d'être inondée. Les cavernes de Saint-Paul, qui recèlaient l'eau d'Alun, venaient d'être mises à sec.

La galerie aboutit à un puits naturel, situé perpendiculairement à 4 m. au-dessous des anciennes cavernes qui se remplissaient de bas en haut par l'effet du trop plein de ce puits. C'est ce dernier qui fournit actuellement toute l'eau employée dans les douches et les piscines de l'établissement.

Elle est amenée, au moyen d'un conduit souterrain, dans un réservoir construit au-dessus de l'établissement et qui se remplit pendant la nuit afin de fournir l'énorme quantité de liquide que consomme chaque matin le service des douches. On se fera une idée du volume d'eau exigé par ce service quand on saura que les grandes douches à deux doucheurs consomment, dans l'espace de 12 à 15 minutes jusqu'à 18 hectolitres d'eau pour une seule opération.

Depuis ce travail, la sulfuration de l'eau d'alun un peu supérieure à celle de l'eau de soufre, marque 4°,6 sulfhydrométriques ; on conçoit que le gaz acide sulfhydrique avait le temps de s'évaporer dans la grotte où l'eau séjournait avant d'arriver à l'établissement. Il est probable que la sulfuration augmenterait encore si, d'une part le tuyau de conduite, au lieu de recevoir l'eau à la surface du puits, comme une prise d'eau de moulin, ou comme un canal d'irrigation, plongeait dans l'eau à la façon d'un syphon, et si, d'autre part, le réservoir artificiel, dans lequel s'accumule l'eau pendant la nuit, était muni de couvercles flotteurs s'opposant à la déperdition du gaz minéralisateur.

Un autre résultat du percement de la galerie a été de rendre plus constante la température de l'eau d'alun. Les infiltrations des eaux pluviales, abondantes et faciles jadis, la refroidissaient parfois au point de la rendre impropre au service médical. Cette cause, encore puissante, n'agit, il faut le reconnaître, que dans des circonstances qui se produisent rarement pendant la saison des bains. Des pluies prolongées coïncidant avec un abaissement de la température atmosphérique, peuvent refroidir notablement les deux sources, mais principalement celle de l'eau d'alun. C'est ainsi qu'à la fin de juin de l'année 1869, l'eau d'alun au robinet de la buvette ne marquait plus que 37° centigrade, au lieu de 46, et l'eau de soufre, 41, au lieu de 45°. Pendant tout ce mois, la température maxima de l'air ambiant n'avait guère dépassé 20° et les pluies avaient été presque continuelles.

Enfin, le résultat le plus remarquable des travaux menés à bien par M. Jules François, a été l'augmentation de volume de l'eau d'alun. L'établissement ne recevait autrefois, par 24 heures, que 1,005,840 litres; — Il en reçoit aujourd'hui, dans le même temps : 4,812,480, ce qui donne une différence de 3,806,640 litres par jour.

En ajoutant à ce chiffre, la quantité fournie par la source de soufre, 1,550,000, on arrive au débit de 6,362,480 litres, c'est-à-dire de 63,624 hectolitres par

24 heures. Les réservoirs emmagasinent chaque nuit 1,128,000 litres.

Si, dans les anciennes grottes de Saint-Paul, le gaz sulfhydrique se perdait au détriment de la minéralisation de l'eau d'alun, son contact prolongé pendant des siècles avec les roches calcaires de la partie supérieure, a donné lieu à des phénomènes de métamorphisme qui font de ces grottes un objet de curiosité pour les savants et les baigneurs.

Les formes bizarres qu'a prises la roche sous l'action du soufre et de la vapeur d'eau, les caprices étranges et fantastiques, tantôt semblables aux retombées de voûte et aux arrêtes des clochetons gothiques, tantôt imitant des ossements antédiluviens et des têtes décharnées d'animaux énormes, font penser à ces palais que la légende attribuait aux esprits et aux gnomes des montagnes.

Deux fois par mois, le jeudi, les grottes sont éclairées *à giorno*, au moyen de nombreux becs de gaz cachés dans les anfractuosités des pierres, et les étrangers sont admis à les visiter moyennant une rétribution de 1 fr. par personne.

Les voyageurs qui ne restent que peu de jours à Aix peuvent, en s'adressant à l'établissement, obtenir la permission de les visiter tous les jours et à toute heure. Il faut alors qu'ils soient accompagnés par un ou deux employés portant des torches.

Nous devons les prévenir qu'en allant inopinément aux grottes, on est presque assuré de rencontrer quelques couleuvres, d'ailleurs absolument inoffensives. Elles cherchent la chaleur des sources, et il est probable que les vapeurs d'acide sulfhydrique les engourdissent, car elles se sauvent à peine au bruit des visiteurs, et se laissent prendre ou tuer sans difficulté.

L'établissement comprend :

16 grandes douches diverses ;

32 cabinets de bains; (32 nouveaux sont en construction, ce qui portera le nombre total à 64, dont moitié pour chaque sexe).

2 vastes piscines de 80 mètres cubes chacune ;

2 anciennes piscines ;

2 piscines de famille avec douches, dites *douches impériales* ;

2 cabinets de douches de cercle et de siége ;

2 cabinets de douches en jet et en colonne ;

2 salles d'inhalation et de pulvérisation ;

4 locaux destinés aux bains et douches de vapeur, dites *Berthollet* ;

2 douches locales ;

3 cabinets de bains de vapeur en boîte, etc ;

2 salles pour les douches pharyngiennes, soit pulvérisées, soit directes.

Il s'y prend, par jour, environ 1200 bains (baignoires et piscines) 2000 douches et 200 inhalations, soit un total de 3,400 opérations.

Nous extrayons du Règlement promulgué par arrêté ministériel du 5 décembre 1863, les articles qui peuvent intéresser le lecteur :

Un directeur est chargé, sous l'autorité du Ministre du commerce et sous la surveillance du Préfet de la Savoie, de la direction de l'établissement thermal.

Le directeur prend les mesures pour que chaque médecin puisse visiter librement ses malades, si ces derniers le désirent, soit dans leurs cabinets de bain, soit dans toute autre salle où les eaux leur sont administrées.

Au commencement de chaque saison thermale, il est ouvert au bureau de l'administration, un registre spécial d'instruction divisé en caselles correspondant aux numéros des différents cabinets de douches et de bains.

L'employé mentionne, dans chaque caselle, les heures consacrées aux bains et douches dans le cabinet correspondant, avec l'indication des heures qui ont été retenues et de celles qui sont encore disponibles. Le registre est communiqué aux baigneurs, qui sont appelés à choisir parmi les heures et les cabinets encore disponibles. L'employé inscrit leur nom dans la caselle correspondant au cabinet de douche ou de bain, et à l'heure par eux choisie.

Pendant le service à heure fixe, la durée de la douche ne peut excéder vingt minutes, et la durée du bain une heure et quart, y compris l'entrée et la sortie.

Les heures sont réglées sur l'horloge de l'établissement. Les surveillants annoncent la fin et le commencement de chaque douche, et font l'appel des baigneurs d'après l'ordre de leur inscription sur le tableau affiché.

Ils veillent à ce que les personnes qui ont reçu leurs douches ou pris leurs bains sortent des cabinets, pour y faire entrer celles qui viennent après dans l'ordre du tableau.

Les baigneurs doivent arriver à l'établissement cinq minutes avant l'heure qui leur est attribuée.

Si la personne appelée ne répond pas, le surveillant attend cinq minutes, et introduit ensuite la personne qui a le numéro suivant, ou, à défaut, toute autre personne.

Le baigneur qui n'a pas répondu à l'appel de son nom perd son tour d'inscription et n'a droit à passer qu'autant que, dans les diverses séries du service journalier et avant la fin du service, il se présente un cabinet vacant.

La même baignoire ne peut servir pour deux personnes.

Les enfants au-dessous de cinq ans sont, toutefois, admis avec leurs parents sans augmentation de prix pour les bains en baignoires et pour les bains dans les piscines.

Nul n'est admis à se baigner dans les piscines et ne peut entrer dans les cabinets dits *bouillons* au moment du service ordinaire,

6

s'il est reconnu que la nature de ses infirmités est une cause de répulsion. Le médecin inspecteur sera juge des cas dont il s'agit, sauf réclamation devant le Préfet.

Les préposés aux bains, doucheurs et doucheuses, ne doivent se permettre aucun conseil vis-à-vis des malades, ni aucune observation sur le mode d'administration des Eaux. Leur devoir est d'exécuter strictement les ordres qu'ils reçoivent du médecin. Toute infraction à cet égard peut entraîner leur révocation.

Sont administrés en dehors des heures du service ordinaire :

1º Les douches, bains de vapeur et étuves dont la durée doit être de plus de vingt minutes ;

2º Les douches qui exigent un nombre d'hommes de service plus grand que d'habitude, ou l'emploi d'appareils compliqués, ou des préparatifs longs et embarrassants ;

3º Enfin, les douches réclamées par des personnes affectées de maladie d'une nature repoussante.

La gratuité des bains et douches est accordée aux habitants de la ville d'Aix et aux médecins.

Elle est accordée en tout ou en partie aux membres des ordres religieux, aux gendarmes, aux sous-officiers et aux soldats des troupes de terre et de mer, aux préposés des douanes, aux gardes forestiers, aux cantonniers des routes impériales et départementales et des chemins vicinaux, ainsi qu'aux indigents porteurs d'une autorisation du préfet de leur département, et d'un certificat de médecin attestant que l'usage des eaux d'Aix leur est nécessaire.

Un règlement arrêté par le Préfet, indique les conditions d'heure et de local auxquelles les personnes des diverses catégories ci-dessus doivent se conformer.

En dehors du Règlement, il est accordé une demi gratuité aux domestiques qui accompagnent des baigneurs. Il suffit pour cela, d'un certificat de médecin attestant que l'usage des eaux peut leur être utile.

A partir du 15 avril 1866, le tarif a été arrêté comme suit :

Soubassement. Douche à 2 doucheurs.......... 2 f. 50

Princes vieux, princes neufs et douche neuve.
Douche à 2 doucheurs...................... 2 »
Douches moyennes, albertines, colonne, centre et
enfer. Douche à 4 doucheur................. 1 50
Vapeur Berthollet. douche locale avec 1 sécheur 1 50
Douches locales et douches en cercle, douche sans
sécheur................................ 1 »
Inhalations .... 1 »
Douche ascendante....................... » 50
Bains-baignoires, piscines................ 1 50
Piscine de famille, l'heure .... 10 »
Bains du petit établissement............. 1 »
Supplément de linge.................... » 50
Grottes, visite les jours d'illumination......... 1 »

Chaises à porteurs :

Port simple............................. » 50
Port double (aller et retour)............. » 75
Comme point de comparaison, nous rapprochons de
ce tarif, ceux de quelques autres établissements :

Tarifs d'Enghien :

Abonnement à la boisson *pour un mois....* 10 »
Bain sulfureux, chauffé à la vapeur, linge *non*
compris .... 3 »
Grandes douches 3 20
Inhalations : la séance 2 20

A Balaruc, en 1866, avant la «Compagnie anglaise »
le tarif portait les prix suivants :
Boisson, *par jour* et par tête.............. 1 50

Bain, linge *non* compris et service du bain.... 4 20
Douche ordinaire et service de la douche,
   linge *non* compris........................ 4 20
Fomentation de boue minérale, linge *non* com-
   pris.................................... 5 70
Bain de pieds............................. 2 70

   La compagnie anglaise a proposé le nouveau tarif que voici :

La boisson, par jour et par tête............. 3 »
Le bain.................................. 5 30
La douche................................ 5 30
La boue.................................. 6 30
Le bain de pieds.......................... 4 20

La Gaz. des Eaux, à qui nous empruntons ces chiffres, se demande comment un pareil tarif a pu être approuvé.

A Uriage, le prix du bain était invariablement fixé à 1 fr. 25. Il en résultait un encombrement inévitable aux heures préférées du public. On l'a élevé, pour ces heures-là, à 1 fr. 50, et cette légère augmentation a suffi pour écarter un certain nombre de baigneurs, plus soucieux de l'équilibre de leur budget que de leur commodité.

Tarif de Cauterets :

Abonnement à la boisson à toutes les bu-
   vettes et pour toute la saison........... 6 »
Bain aux Thermes et à la Raillère, suivant
   les heures, linge compris................ 1 50
Grandes douches......................... 1 25
Inhalations : la séance................... » 50

Le tarif de Cauterets passe pour le moins élevé de tous. Il faut remarquer qu'à Aix, la *boisson* est absolument gratuite.

A la buvette et dans tous les cabinets de bains, il existe trois robinets. Au-dessus de celui de gauche, est inscrite la lettre S; sur celui du milieu, la lettre F; sur celui de droite, la lettre A. Ce sont les initiales des mots : *Soufre, Froide, Alun.*

Sur la place de l'établissement, trois robinets publics et semblables aux précédents, coulent continuellement, et permettent aux habitants, ainsi qu'aux baigneurs, d'avoir à toute heure du jour ou de la nuit autant d'eau thermale qu'ils en peuvent désirer.

Deux robinets, l'un d'eau froide, l'autre d'eau d'alun, coulent aussi sans cesse, à l'entrée de la rue de Mouxy. C'est là que l'eau d'alun, plus près de sa source, est la plus chaude.

L'inclinaison du sol auquel sont adossés les trois étages de l'établissement, permet d'administrer, selon les indications médicales, des douches dont la pression varie dans des proportions considérables.

Le radier du réservoir d'eau d'alun et d'eau froide est à 12 mètres 75 au-dessus du sol du rez-de-chaussée (soubassement); — le radier du réservoir d'eau de soufre est à 4 mètres 50 au-dessus du sol du même soubassement.

La hauteur d'eau dans le réservoir d'eau d'alun et d'eau froide est de 2 mètres 80, et de 1 mètre 70 dans le réservoir d'eau de soufre.

La pression des douches, dites du soubassement, est donc de 15 mètres 55 au maximum. et l'eau de soufre, dans la salle d'inhalation, se brise contre le couvercle du bassin avec une force de 6 mètres 20.

6.

Chaque doucheur ayant à sa disposition de l'eau chaude et de l'eau froide, et pouvant les mélanger à son gré, dans des appareils très-simples, avant de s'en servir, il en résulte qu'il est facile de donner les douches à la température et à la pression voulues.

Sous ce rapport, aussi bien que sous celui de l'abondance des sources, et de l'habileté des doucheurs, on peut dire que l'établissement d'Aix est sans égal.

Mais, pour être sans égal, il ne laisse pas que de donner prise à de légères critiques de détails. Nous allons en consigner ici quelques-unes sous forme de *désiderata*, convaincu que l'administration, très-zélée, et très-bienveillante, se hâtera d'y faire droit, dans la limite de ses pouvoirs.

1º Il est regrettable que les anciens cabinets de bains ne soient pas munis d'un tuyau terminé par une pomme d'arrosoir, qui permettrait de se doucher à froid dans la baignoire, comme on le fait dans la piscine. Nous espérons que cet appareil, si utile, sera installé dans les nouveaux cabinets de bains, actuellement en construction.

2º Dans les *bouillons* du soubassement, la personne qui se baigne est obligée, après avoir séjourné le temps prescrit dans la vapeur, de revenir dans le vestiaire qui sert d'antichambre et de le traverser nue pour gagner le cabinet des doucheurs. Ne pourrait-on ouvrir une communication directe entre le vaporarium et la douche?

3º Aux cabinets des douches moyennes, un rideau transversal séparant en deux l'espace libre en avant du bassin de la douche, permettrait au baigneur de se déshabiller, pendant que son prédécesseur se rhabille ou pendant qu'on l'emmaillotte, et ferait gagner un temps précieux.

4° Il est absolument indispensable que des cabinets de toilette soient aménagés près de la piscine des femmes, ou que, du moins, on garnisse de rideaux les *boxes* dans lesquelles elles se déshabillent. Il est superflu d'en donner les raisons, qui sont nombreuses et qui s'appliquent aussi bien à l'intérêt de l'établissement qu'au respect des convenances. Il serait impossible, au contraire, d'alléguer une seule bonne raison pour justifier l'état de choses actuel.

5° On ne saurait non plus justifier l'interdiction faite aux médecins de pénétrer dans la piscine des dames. Elles se baignent vêtues comme à la mer et comme à Louëche, où elles sont, ici et là, sous les yeux du public. D'ailleurs, un article formel du règlement cité plus haut, *prescrit* au directeur de laisser librement communiquer le médecin avec ses malades où qu'elles se trouvent.

6° L'abondance des sources rendrait facile l'aménagement d'un courant continu dans les piscines.

7° Il serait surtout extrêmement désirable qu'un bassin alimenté par de l'eau froide courante, reçut de longs tuyaux disposés en serpentin et dans lesquels se refroidirait de quelques degrés, à l'abri du contact de l'air, et sans rien perdre de ses principes, l'eau minérale destinée aux bains.

8° Les appareils à encaissements de la division Berthollet demandent deux petites modifications, faciles à réaliser et importantes. Il faudrait que le siége sur lequel sont assis les malades leur soutint les reins. Il faudrait aussi que le trou par lequel sort la vapeur fût placé en avant des pieds et des jambes, et non derrière comme il l'est maintenant.

9° Si des lits de repos pouvaient être mis à la disposition des malades au sortir de ces bains par encaissement, ce serait, à coup sûr, une excellente amélioration.

10° Il serait bon aussi que des appareils fussent plus commodément disposés, dans cette même division, pour les douches de vapeur au visage, au nez, etc.

11° A une certaine époque toutes les personnes qui prenaient des douches se faisaient emporter emmaillottées dans des draps fournis par la maison où elles logeaient. L'établissement ne se souciait pas de laisser sortir son linge. Mais à présent que beaucoup de baigneurs ne se font plus emporter, et que des personnes logées dans les environs et jusqu'à Chambéry viennent chaque jour à la douche, on ne comprend pas que l'établissement refuse de fournir le linge nécessaire dans ces cas.

12° Il serait bien à désirer qu'on obligeât les sécheurs à remporter dans des *corbeilles couvertes* les vêtements des personnes qu'ils ont accompagnées à la douche, et qu'ainsi ne fût pas étalée aux yeux du public la défroque, quelquefois ridiculé pour ne rien dire de plus, de certains malades.

Revenons aux indications pratiques que notre but est de fournir aux baigneurs.

Si le médecin a prescrit des bains en piscine ou des séances aux salles d'inhalation, on n'a à se préoccuper de rien. Il y a toujours de la place; on peut y aller à l'heure qu'on veut.

Pour les bains en baignoire, au commencement et à

la fin de saison, il sera facile aussi de trouver un cabinet libre.

Pour les douches, c'est autre chose.

Notons ici que les douches dites moyennes sont à un seul doucheur ou à une seule doucheuse. Les désignations de douches des Albertins, douches des Princes vieux ou des Princes neufs rappellent l'époque de leur construction successive. Les unes ont été installées sous le roi Charles-Albert; les autres, sous les princes de la maison de Savoie.

Quand le médecin a indiqué quelle est celle de ces douches qui doit être prise, il faut aller à l'établissement ou y envoyer le domestique de la maison dans laquelle on est logé, et se faire inscrire. Le bureau est situé à gauche, au-dessus du grand escalier qui fait face à la porte principale de l'établissement. Il n'est fermé que de dix heures à deux, moment où tous les services sont suspendus. L'heure la plus commode, surtout pour les dames, est 7 heures du matin. Elle n'oblige pas à se lever trop tôt; — elle laisse le temps de se reposer ensuite, et de s'habiller à loisir pour le déjeuner qui a lieu à 10 heures.

Une fois en possession des cachets, on n'a plus qu'à prévenir le sécheur ou la sécheuse du jour et de l'heure où l'on ira à la douche.

Les sécheurs et les sécheuses sont des domestiques qui, pendant la saison, sont attachés, dans chaque maison, au service exclusif des baigneurs. Ils se chargent de réveiller ceux-ci, de les accompagner aux douches, d'emporter le linge et les couvertures dont on a besoin, de rapporter les vêtements, et de préparer le lit. Ils restent à la disposition des baigneurs tout le temps qu'ils sont couchés après la douche, ils

leur donnent à boire, et les essuyent quand ils trans-
pirent — d'où le nom de *sécheurs*. — Les malades em-
maillottés, sont incapables de se servir eux-mêmes.

Les personnes qui ne se font pas rapporter, doivent
aussi être accompagnées du sécheur, l'établissement
ne fournissant pas de linge pour le service des dou-
-ches.

Ce sont encore les sécheurs qui se chargent d'apporter, matin et soir, de l'eau thermale aux baigneurs qui
en ont besoin, soit pour boisson, soit pour bains de
pieds, soit pour tout autre usage.

Le sécheur et la sécheuse (ordinairement le mari et
la femme), attachés à la même maison sont payés à raison de 60 centimes par jour et par baigneur ; cette ré-
munération est comptée dans le prix de location sous le
nom de *service*. Toutefois il est d'usage, en partant, de
leur donner ce que dans le pays on appelle *des étrennes*.
Le chiffre en sera proportionnel aux services rendus,
à la durée du séjour, à la fortune du baigneur, etc.
Nous conseillons aux personnes qui viennent à Aix
pour la première fois, de se renseigner pour les étrennes ou *tringelts*, à donner aux sécheurs, doucheurs et
porteurs, auprès de leur médecin.

Pour les honoraires de celui-ci, nous ne pouvons,
on le conçoit, qu'indiquer un minimum. tant la question est complexe.

On ne doit, dans aucun cas, sous peine d'indignité,
offrir au médecin dont on a reçu les avis et les soins
pendant un séjour aux eaux, une somme inférieure
au dixième de la dépense totale nécessitée par ce séjour ; c'est le moins.

CHAPITRE V

L'Hospice.

Fondé en 1813 par la reine Hortense, il fut doté suc-cessivement par les libéralités de M. W. Haldiman. du roi Charles-Félix, du marquis Costa de Bauregard, et de l'empereur Napoléon III.

Il reçoit les indigents de tous les points de la France, munis des certificats réglementaires. Toute demande d'admission doit être adressée quelque temps à l'avance à M. le directeur de l'hôpital.

Les nouvelles constructions de cet hôpital s'élèvent au-dessus et au sud-est de l'établissement des eaux.

CHAPITRE VI

MARLIOZ

Marlioz est une vaste propriété en face de la colline de Tresserve, et dépendante d'un hameau situé à 1500 mètres d'Aix.

Les eaux, connues depuis un temps assez reculé, n'ont sérieusement attiré l'attention des médecins que depuis l'expérimentation chimique de M. Bonjean de Chambéry.

Le premier captage des sources date de 1850. Le propriétaire, M. Billet, Savoisien d'origine, négociant à Madrid, consacra des capitaux importants à l'installation des eaux e tà l'embellissement du parc. Aujourd'hui, grâce aux constructions nouvelles et aux améliorations réalisées par le nouveau fermier, l'établissement de Marlioz compte parmi les plus intéressants et les plus utiles de l'Europe.

Il existe à Marlioz trois sources :

1° La source d'Esculape, servant à la boisson et aux bains ;

2° La source Adélaïde, plus sulfureuse que la précédente, est réservée pour des besoins exceptionnels ;

3° La source Bonjean, qui alimente les salles d'inhalation.

Ces trois sources d'une température constante de 14 degrés centigrades, sont sulfureuses, alcalines, gazeuses, iodurées et bromurées et assez fortement chargées de *glairine*; elles peuvent fournir au moins dix mille litres d'eau par vingt-quatre heures.

Voici le résultat de l'analyse de M. Bonjean.

Sur 1,000 grammes (1 litre.)

Principes gazeux :

Acide sulfhydrique libre..	6,70 cent. cubes.
— carbonique........	4,64
Azote..................	9,77

Principes fixes :

	gr.
Silice................................	0,006
Sulfure de sodium....................	0,067
Carbonate de chaux..................	0,186
— de magnésie..................	0,012
— de soude	0,040
— de fer	0,013
— de manganèse	0,001
Sulfate de soude....................	0,028
— de chaux	0,002
— de magnésie	0,018
— de fer.....................	0,007
Chlorure de magnésium..............	0,014
— de sodium...............	0,018

Iodure de potassium. ⎫
Bromure de potassium. ⎬ Quantité indéterminée.
Glairine.   ⎭

Nota. — Les carbonates sont en réalité et avant l'ébullition nécessaire de l'analyse, à l'état de bi-carbonates.

7

Tableau comparatif du poids du soufre dans les principales Eaux minérales.

Sur 1,000 grammes :

Marlioz............................. 0,037
Vinça (Pyrénées-Orientales).......... 0,009
Vernet.   »   »   0,022
Bagnères-de-Luchon (Haute-Garonne). 0,028
Barèges (Hautes-Pyrénées)........... 0,007 à 0,015
Cauterets.   »   »   0,007
Saint-Sauveur.   »   .... 0,007 à 0,008
Barzon.   »   0,009
Bonnes (Basses-Pyrénées)........... 0,007
Ax (Ariège)........................ 0,005 à 0,010
Allevard (Isère)..................... 0,033
Uriage.   »   0,013

Deux salles d'inhalation gazeuse froide ont été installées à Marlioz, dans lesquelles on fait absorber aux malades les gaz dégagés par l'eau minérale, principalement l'acide sulfhydrique (hydrogène-sulfuré) à la température de l'atmosphère, et sans que ces gaz soient mêlés à des vapeurs aqueuses. Le malade respire ainsi un air chargé de tous les principes minéralisateurs de l'eau elle-même, et le remède se trouve en contact permanent avec le siége du mal, le larynx, le pharynx les bronches et les vésicules pulmonaires.

Ces salles ont à leur centre un bassin de marbre blanc du milieu duquel s'élève une gerbe de jets d'eau minérale, très-ténus, qui se brisent en poussière contre un disque conique.

Il en résulte le mélange immédiat avec l'atmosphère

des salles, d'une quantité *facultativement réglée* de gaz sulfhydrique.

On ne se mouille pas dans ces salles, comme dans celles de vapeurs chaudes. On y entre à toute heure, avec toute espèce de toilette; on peut, comme chez soi, lire, travailler, et, des fenêtres, le regard se promène sur des échappées de vue d'une magnificence réelle.

Les douches de la gorge et de la face soit directes, soit pulvérisées, sont administrées à l'aide d'appareils nouveaux et avec la plus grande facilité. Elles agissent sous une pression qui varie de une à cinq atmosphères et à la température prescrite par le médecin.

La buvette est aménagée de manière à fournir l'eau sulfureuse iodée, sans altération, soit à sa température naturelle de 14 degrés centigrades, soit à telle autre. L'eau minérale est chauffée, *sans aucune altération de ses principes minéralisateurs natifs,* par des appareils qui ne sont pas la partie la moins intéressante de l'installation. Les malades trouvent donc à Marlioz de l'eau minérale « thermalisée » pour le cas où l'eau minérale froide serait contre indiquée. La solution de ce problème, vivement désirée par les médecins, offrait de sérieuses difficultés; elle est pleinement obtenue.

Un second établissement contigu à l'établissement principal contient, dans deux divisions spéciales pour chaque sexe, des bains d'eau minérale *chauffée sans perte de ses principes constituants, des douches locales ascendantes et vaginales,* ainsi que des *bains d'eau commune qui manquent à Aix.*

Les Bains minéraux sont alimentés par un réservoir contenant 4,000 hectolitres d'eau sulfureuse.

Le parc de Marlioz, comprend encore :

Un café-restaurant installé dans un très-élégant châlet de style mauresque, au milieu d'une avenue de marronniers qui domine les jardins. Table d'hôte, service à la carte, billard, salles de lecture.

Une laiterie où l'on trouve tous les jours et à toute heure du lait de vache tiré au moment de la demande.

Au café-restaurant, au château et dans les dépendances, de nombreux logements très-confortables, à des prix modérés, sont à la disposition du public.

L'auteur anonyme d'une brochure sur Marlioz (*Gazette des Eaux*), où nous avons puisé en partie ce qui précède, s'exprime ainsi en terminant : « En résumé, Marlioz réunit tout ce que la thérapeutique est en droit de réclamer des établissements de ce genre; et il forme la plus délicieuse *oasis* que l'on puisse désirer pour l'agrément et la commodité de l'étranger. De frais ombrages, des siéges de tous côtés, des salons de lecture et de repos, des plantations de tout genre, des fleurs à profusion, des bassins et des jets d'eau; tout justifie l'affluence non pas seulement des malades, mais encore de la grande majorité des visiteurs d'Aix qui viennent s'abriter à Marlioz des ardeurs du soleil, y jouir de points de vue magnifiques et de l'animation produite dans cette charmante résidence par un mouvement continuel de promeneurs.

Tant d'avantages réunis ne se rencontrent dans aucun autre établissement analogue. Faut-il ajouter que l'eau de Marlioz au lieu de se trouver, comme la plupart des eaux sulfureuses, dans des vallées élevées, montagneuses, à soirées glaciales, surgit à 250 mètres seulement au-dessus du niveau de la mer, dans cette douce vallée d'Aix où le figuier mûrit ses deux récoltes sans abris, où le grenadier acquiert trente et quarante centimètres de diamètre. C'est le point le

plus chaud de la Savoie. La flore y est la même que
celle de contrées beaucoup plus méridionales; le lau-
rier, le figuier, le jujubier y prospèrent en pleine
terre. »

Des omnibus partant toutes les demi-heures, et faisant le trajet en 10 minutes, mettent Marlioz en communication continuelle avec Aix.

Tarif de l'Etablissement de Marlioz.

Salle d'inhalation..........................	1 50
Douches pharyngiennes, nasales et oculaires	2 »
Douches spéciales d'injection et de siége...	1 »
Douches ascendantes......................	» 50
Bains d'eau minérale pure (linge compris).	2 50
Bains mitigés (moitié eau minérale)........	1 50
Bains d'eau douce.........................	1 »
Buvette aux sources (le verre)............	» 10
Omnibus, aller et retour..................	» 60

(Bureau, place centrale à Aix, au débit de
   tabac).

Les salles d'inhalation sont ouvertes, le matin, de
7 à 11 heures; le soir, de 1 à 5 heures.

L'eau de Marlioz marque 15° sulfhydrométriques.
Comme celle d'Aix, elle émerge du terrain néocomien.

Les trois sources fournissent une eau limpide, in-
colore, douce au toucher, à odeur et à saveur fortement
hépatiques. Abandonnée à l'air libre, elle se trouble,
se décompose et laisse déposer le soufre qu'elle contient.

« C'est, dit M. le Dr Le Pileur, une eau excitante,
tonique et reconstituante; elle stimule les fonctions de

7.

l'estomac et celles de l'appareil urinaire; sous son in-
fluence les urines et la sueur deviennent alcalines,
l'hématose est activée et modifiée. Son action spécifique sur les voies aériennes la rapproche, comme ses
éléments chimiques, des Eaux-Bonnes, de celles de
Labassère, de la Raillère, de Saint-Honoré, etc. Elle se
transporte parfaitement.

CHAPITRE VII

Saint-Simon.

Dans une direction opposée à celle de Marlioz et à
égale distance d'Aix, c'est-à-dire au nord, sur la route
de Genève et à 1,500 mètres environ, on trouve, au hameau de Saint-Simon, une source magnésienne alcaline, très-abondante. Elle donne 1,000 hectolitres en
24 heures.

Elle est limpide, onctueuse au toucher, sans odeur,
d'une saveur agréable, et possède une température
constante de 17° degrés.

D'après les analyses faites en 1851 par M. Kramer,
professeur de chimie à Milan, elle contient des bicar-
bonates de chaux, de magnésie, de potasse et de fer;
— du chlorure de magnésium; — des oxydes alumi-
nique et magnésique; — des sulfates de potasse et de
magnésie; — de l'iode, de la glairine et du gaz azote libre.

Ses effets physiologiques sont d'augmenter l'appétit, d'aider la digestion, de rendre les déjections alvines
plus faciles. Selon le Dr Petrequin, de Lyon, elle augmente la sécrétion de la salive. L'excitation qu'elle pro-

voque paraît spéciale aux membranes muqueuses et ne retentit pas sur le reste de l'économie.

Elle est hyposthénisante du système nerveux.

Il y avait à Saint-Simon une source ferrugineuse que les travaux du chemin de fer ont fait disparaître. Mais il en existe une autre excellente, à Grésy, sur la même route, à 4 kilomètres d'Aix.

CHAPITRE VIII

De l'Emploi des Eaux.

La réunion, dans un espace aussi restreint, des sources précédentes, et surtout la proximité des établissements d'Aix et de Marlioz, font d'Aix-les-Bains, une station tout à fait exceptionnelle.

On peut dire, sans exagération, que nulle part la thérapeutique hydro-minérale ne dispose de ressources aussi considérables et aussi variées.

Nous n'entreprendrons pas d'énumérer toutes les affections susceptibles d'être ici soulagées ou guéries ; cela nous entraînerait vraiment trop loin ; nous ne consignerons pas non plus les observations des malades qui ont recouvré la santé près de ces thermes.

Dans un ouvrage qui n'est pas exclusivement destiné aux médecins, ces sortes de narrations offrent un danger sérieux ; les malades croient reconnaître dans les symptômes décrits ce qu'ils éprouvent eux-mêmes et, par une pente toute naturelle, ils veulent qu'on leur applique le traitement qui a réussi à d'autres. Souvent sans même demander conseil, ils se traitent seuls. Or, c'est le pire malheur qui puisse leur arriver. Pour bien juger une maladie, la suivre dans ses phases successives, apprécier les effets du traitement, et remplir les indications au fur et à mesure qu'elles se présentent, il faut, indépendamment des lumières fournies par l'étude et de l'expérience que donne l'habitude, il faut, disons-nous, un sang-froid qui n'est pas compatible avec l'état de maladie. C'est ce qui explique que la plupart des médecins, pour ne pas dire tous, sont inhabiles à se traiter eux-mêmes, et qu'ils font appel à un confrère, quand il s'agit de traiter les êtres qui leur sont chers.

Nous nous bornerons donc à des considérations générales.

De tout temps, les malades atteints d'affections rhumatismales ou scrofuleuses sous quelque forme que ce fût, d'affections des os ou des articulations, etc., sont venus à Aix chercher la guérison. Avant l'année 1783, où fut construit l'ancien établissement, ces eaux étaient déjà très-fréquentées. Tout le traitement consistait alors à boire et à se plonger dans les sources ; leur mode d'administration était réduit à sa plus simple expression, et cependant de nombreuses guérisons s'opéraient chaque année, car Cabias, qui écrivait en 1622, cite plusieurs cures remarquables dans son ouvrage intitulé : *Les Vertus merveilleuses des bains de Savoie.*

Daquin, en 1773, rapporte un grand nombre d'observations de guérisons obtenues dans des cas de rhumatismes avec ou sans paralysies, de fractures anciennes, de tumeurs viscérales, de scrofules, de névroses, de douleurs néphrétiques, d'affections de la vessie, de maladies de la peau, d'asthme, de tubercules pulmonaires, etc.

Il est bien évident que ce n'est pas à l'action méca-
nique de la douche et du massage qu'il faut faire honneur de ces guérisons, puisque ces moyens n'étaient
pas alors en usage.

Mais si les eaux sont puissantes par elles-mêmes,
leur mode d'administration, perfectionné et complet,
comme il l'est aujourd'hui, a singulièrement agrandi
cette puissance et élargi leur cercle d'action.

Nous avons dit, en parlant de l'établissement, qu'il
y existait une installation hydrothérapique spéciale,
nous ajoutons ici que tous les cabinets de douches
étant munis de robinets d'eau froide, on peut faire de
l'hydrothérapie à tous les étages, et prendre des douches dont la pression varie de 2 mètres à 15 mètres;
que dans les piscines, un robinet d'eau froide à grande
pression est à la disposition des baigneurs; et qu'enfin,
à Marlioz, les appareils hydrothérapiques appropriés
surtout aux maladies de matrice, sont alimentés par
l'eau minérale pure ou mitigée, selon les prescriptions
du médecin.

Toutes les maladies chroniques, les névroses, les
chloroses, les affections utérines, etc., que l'hydrothérapie modifie si énergiquement, peuvent donc être
envoyées à Aix.

A côté de l'hydrothérapie froide, Aix, met à la disposition de ses médecins, selon la judicieuse expression du Dr Durand-Fardel, un système parfait d'hydrothérapie thermale, et tout un personnel de mas-
seurs, comme il n'en existe dans aucune autre station.

1° Nous avons dit plus haut que toutes les maladies
se rattachant au rhumatisme chronique étaient tradi-
tionnellement soignées à Aix.

2° Il en est de même des affections lymphatiques et

scrofuleuses, des affections chroniques du périoste, des
os et des articulations (tumeurs blanches, hydar-
throses, ankyloses, caries, etc.).

Les eaux de Marlioz ont une action très-efficace
contre les altérations du système osseux. Dans un
travail communiqué à l'Académie des sciences, le 2
mars 1858, M. Boussingault expliquait cette action par
la quantité notable de bicarbonate de chaux qu'elles
contiennent.

3° A ces deux classes d'affections, il convient d'a-
jouter tout d'abord les maladies vénériennes qu'une
observation superficielle ou des idées préconçues ont
longtemps éloignées d'Aix. Le premier effet des eaux
est d'augmenter les symptômes et souvent d'en faire
naître de nouveaux, de réveiller les diathèses, ainsi
qu'on l'a dit. On comprend qu'en exagérant le
mouvement fluxionnaire du côté de la peau, elles
doivent faire paraître ou réapparaître les manifestations constitutionnelles de la syphilis toutes les fois
que la maladie n'est pas complétement disparue. C'est
précisément cette action qui les rend précieuses, puisqu'elle en fait en quelque sorte le critérium de la
maladie dont il s'agit, en même temps qu'elle concourt doublement à sa curation, et par ses principes
minéralisateurs et par sa thermalité. Or, de toutes les
maladies, c'est celle qu'il importe le plus de pou-
voir décéler quand elle est larvée. En effet, elle reste
quelquefois longtemps sans manifestations exté-
rieures, tout en continuant son évolution fatale, et
pouvant se transmettre par hérédité. D'un autre côté,
quand la maladie n'existe plus, il importe de cesser le
traitement mercuriel qui, prolongé au delà des limites nécessaires, devient lui-même une cause d'acci-

dents plus ou moins graves. Du reste ces accidents trouvent leur remède le plus efficace dans les mêmes eaux d'Aix ou de Marlioz.

4° Les maladies chroniques de la peau, toutes celles qui se rattachent à ce qu'on appelle maintenant l'herpétisme trouvent également dans ces eaux leur antique spécifique, c'est-à-dire le soufre. Nous appelons, à cet égard, l'attention des médecins sur les services que rendent les douches de vapeur chaude et sulfurées (appareils Berthollet) contre les affections cutanées du visage, les acnés particulièrement, d'ordinaire si rebelles.

5° Les affections des membranes muqueuses, de toutes les muqueuses, sont rapidement améliorées avec les ressources combinées des deux stations, et presque toutes, si l'on y met de la persévérance, y sont guéries radicalement. Les laryngites chroniques, les pharyngites granuleuses, les catarrhes bronchiques, toujours liés à un état emphysémateux des poumons, les diarrhées incoercibles, les dyssenteries chroniques, les catarrhes de la vessie, les blennorrhées invétérées, les leucorrhées, etc.

6° Contre les engorgements ou les congestions chroniques du foie, de la rate, de l'utérus, etc., les installations hydrothérapiques froide et minérale d'Aix et de Marlioz offrent une médication énergique.

7° La phthisie pulmonaire à tous ses degrés peut être enrayée par un séjour plus ou moins prolongé dans la vallée d'Aix et par l'usage des eaux de cette station ou de Marlioz, selon les cas, prises sous forme d'inhalation. Nous nous réservons de publier plus tard, quand le temps les aura consacrées, un grand nombre d'observations de tubercules du poumon améliorés ou guéris par cette médication. Depuis Daquin, la plupart des médecins qui ont exercé à Aix, ont obtenu de ces guérisons. La thermalité des eaux, leur qualité, le climat exceptionnellement doux et égal de la vallée, le peu d'élévation de celle-ci au-dessus de la mer (250 mètres), la rareté, pour ne pas dire l'absence de la phthisie héréditaire sur les bords du lac du Bourget, tout concourt à signaler la station comme réunissant les conditions les plus favorables pour combattre cette terrible affection. Si, malgré cela, on voit relativement peu de phthisiques venir à Aix, cela tient à des causes multiples. Nous constaterons seulement les deux principales : d'abord quelques médecins attribuant à l'effet des eaux, les accidents qui étaient le propre de la maladie, se sont effrayés à tort. Ils ont cru voir une contre-indication absolue où n'était probablement qu'une indication de changer le mode de traitement. Là où la douche est mal supportée, la boisson, les bains et l'inhalation peuvent encore rendre les plus grands services.

Ensuite, les médecins de Paris et des grandes villes, où abondent les phthisiques, avaient pris l'habitude, avant l'annexion d'Aix à la France, d'envoyer leurs clients aux eaux des Pyrénées, parce que ces eaux sont françaises, et parce que les confrères établis près de ces eaux, avaient eu le soin de mettre en lumière les bons résultats de la médication sulfureuse contre les maladies de poitrine. L'installation thermale si complète de l'établissement d'Aix, la minéralisation supérieure des sources de Marlioz, le voisinage enfin, des eaux de Challes, qui contiennent le soufre à un état de concentration extraordinaire feront, avec les autres considérations mentionnées plus haut, revenir le corps médical, mieux informé, à une plus juste appréciation des choses.

8º Les ulcères atoniques, les vieilles cicatrices restées douloureuses, les plaies d'armes à feu, certains cas de paraplégies rhumatismales, etc., etc., viennent de temps immémorial demander à Aix une guérison ou une amélioration qui sont, en quelque sorte, traditionnelles.

9º L'eau de Saint-Simon, — où n'existe qu'une buvette, — est employée avec succès dans les affections gastriques et gastro-entériques à l'état chronique ou sub-aigu ; dans les gastralgies et les irritations de la muqueuse vésicale ; elle s'oppose à la formation de l'acide urique, et modère par conséquent les manifestations de l'affection goutteuse. Elle convient, de plus, aux malades chez lesquels les eaux d'Aix troublent les fonctions des membranes muqueuses en portant le mouvement fluxionnaire à la peau avec une certaine exagération.

Quelques conseils aux Baigneurs.

Alibert disait : « Quand vous arrivez aux Eaux minérales, faites comme si vous entriez dans le temple d'Esculape ; laissez à la porte toutes les passions qui ont agité votre âme, toutes les affaires qui ont si longtemps tourmenté votre esprit. » Conseil excellent et qu'il faut s'efforcer de suivre.

Il disait aussi : « Lorsque les malades se trouvent rendus aux eaux qui leur ont été indiquées par un médecin instruit, ils ne doivent point en commencer

8

l'usage avec trop de précipitation ; ils doivent se livrer pendant quelques jours au repos, et se délasser préalablement d'une route qui a été trop fatigante pour leurs organes. »

Il faut se garder de vouloir se traiter seul, même quand on revient pour la deuxième ou la troisième fois aux Eaux. Cette imprudence est souvent punie par les plus graves accidents, surtout à Aix, où la médication est loin d'être indifférente. Il est bon que les malades sachent qu'il n'y pas de formules générales de traitement. Il n'y a pas de médecine des Eaux ; il n'y a que des médecins.

On ne doit pas non plus s'adresser à un autre docteur que celui qui a été désigné par le médecin habituel ; ce procédé a quelque chose de blessant pour ce dernier qu'on a consulté avant de partir et dont on ne suit pas les avis ; il peut en résulter un préjudice sérieux pour le malade qui, dans la plupart des cas n'a pas été adressé sans raison, plutôt à tel confrère qu'à tel autre.

Les médecins des eaux qui, par les moyens inavouables du pistage (maîtres d'hôtels, garçons, etc.), détournent à leur profit les clients, sont, par ce fait même, peu honorables. Cette considération suffirait pour éloigner d'eux les clients qui se respectent.

C'est une erreur de croire qu'en multipliant les opérations balnéaires et en forçant les doses prescrites, on sera plutôt guéri. Les médications brusques ne conviennent point aux maladies chroniques, et elles ont le grave inconvénient d'amener l'intolérance. Celle-ci se reconnaît à la fièvre, dite thermale, à l'agitation qui s'empare des malades, au défaut d'appétit, à l'état saburral de la langue, à l'exacerbation des symptômes ou des douleurs, à la répugnance contre la médication. Force est alors d'interrompre le traitement et rarement peut-on le reprendre la même année avec des chances aussi favorables.

Les malades feront bien d'apporter avec eux de longues chemises ou des peignoirs en grosse flanelle, pour s'envelopper au sortir de la douche ou du bain. Les dames devront se munir d'un costume de bains de mer, afin de se baigner dans la piscine, bien préférable sauf indications spéciales, à la baignoire.

« Il est difficile, dit le Dr Durand-Fardel, de demeurer dans une baignoire plus d'une heure ou deux. Ce n'est pas la solitude et l'ennui qui en sont la cause, c'est que l'immobilité, sans doute, à laquelle on est astreint, dispose singulièrement à la congestion cérébrale et ne manque guère d'amener, si la durée du bain est trop prolongée, au moins de la céphalalgie et des étourdissements. »

D'ailleurs, le réglement de l'établissement s'oppose à ce que l'on reste plus d'une heure dans les baignoires.

Les malades, — les rhumatisants surtout — doivent être prévenus que l'amélioration de leur état pendant le séjour aux Eaux est exceptionnelle. Elle ne se prononce bien franchement que plus ou moins longtemps après. «Le traitement, dit M. le Dr Vidal, n'est qu'une série d'accès de fièvre et l'on peut considérer le temps qui suit comme une convalescence. » Quelquefois l'excitation thermale sulfureuse se continue après la saison ; les sueurs se répètent, chez certains malades, avec une sorte de périodicité aux heures de l'étuve et de la douche. Ce n'est que lorsque ces phénomènes sont cessés que la guérison est obtenue.

En partant d'Aix, beaucoup de malades, surtout parmi les Parisiens, demandent à leur médecin s'ils peuvent aller à la mer. Nous laisserons le médecin leur répondre. Cela dépend, en effet, de plusieurs circonstances qui doivent être appréciées au moment même et par un homme compétent. L'époque où le voyage est projeté, la plage choisie, l'état de la température, l'affection pour laquelle les malades sont venus aux eaux, la manière dont ils ont supporté le traitement thermal, etc., etc., seront autant d'indices qui dicteront la décision du médecin consulté. La seule chose qu'il soit bon de consigner ici, c'est, qu'en général, il n'y a pas incompatibilité entre les Eaux d'Aix et consécutivement, le séjour au bord de la mer.

Par malheur, les Parisiens, après être retournés inspecter leurs affaires ou leur maison, se dirigent du côté de la Manche, c'est-à-dire au nord. Il serait à coup sûr préférable pour la plupart d'entr'eux, atteints de rhumatismes ou d'affections chroniques des muqueuses, de descendre à la Méditerranée et de s'arranger de façon à faire dans le Midi, une cure de raisin. Encore une fois, c'est au médecin qui aura dirigé le traitement à leur indiquer ce qui convient le mieux.

CHAPITRE XI

La vallée.

Plusieurs chaînes secondaires des Alpes forment l'enceinte de la vallée d'Aix.

Afin de les désigner avec ordre, nous supposerons le

spectateur placé sur la colline de Tresserve, qui se trouve à peu près au centre de la vallée, entre le lac et la ville.

A l'Est : grand massif calcaire des Beauges (*Bovillæ*, pays de bestiaux) coupé à pic comme une falaise, élevé au nord (le Reward) de 1,500 mètres, et au sud (Dent de Nivolet) de 1,558 mètres au-dessus de la mer. Plus bas, les collines de Trévignin, Pugny, Mouxy, Clarafond, Méry, Lemenc qui touche à Chambéry ; au-dessous encore, Biollay (la roche du Roi) au-dessous de Mouxy, et, en allant au nord : les côtes (Aix), Saint-Innocent-Thouvières prolongement du Jura.

Au midi, les trois montagnes que l'on aperçoit sont, de gauche à droite : le Granier, Montagnole et Saint-Thibaud-de-Couz. Elles se réunissent à la base.

Sur un plan plus reculé, la chaîne de montagnes couvertes de neige qui ferme l'horizon appartient aux Grandes-Alpes ; ce sont les glaciers de la Maurienne.

En continuant du midi à l'ouest jusqu'à la jonction du lac et du Rhône, la suite de montagnes prend successivement les noms de : La Grotte, Aiguebelette, Bissy, La Motte, l'Epine, le Mont-du-Chat, Hautecombe et Chanaz.

Au nord, au delà du Rhône, une ligne de montagnes dont la plus élevée est le Colombier, au-dessus de Culoz. Le Colombier est une des grandes chaînes du Jura.

Le lac.

De la colline de Tresserve on domine tout le lac, chanté par Lamartine. Il a 23 kilomètres de long sur

5 de large, et 110 de profondeur près d'Hautecombe
et du château de Bourdeau. Il est à 240 mètres environ
au-dessus de la mer. (Celui de Genève à 379 mètres, et
celui d'Annecy à 454 mètres.)

On y pêche le lavaret, la truite, l'ombre-chevallier,
le brochet, la brême, la lotte, la perche, l'anguille,
l'alose et la carpe.

Il prend son nom du village du Bourget, situé à
l'extrémité sud-ouest. On y voit encore les restes d'un
château féodal, berceau d'Amédée V, dit le Grand (1272),
l'un des plus illustres princes de la maison de Savoie.
Antiquités romaines.

A l'ouest, en face de Tresserve, le *château de
Bourdeau*, appartient à M. Girod, premier prési-
dent de la cour d'appel de Chambéry. C'était autrefois le rendez-vous de chasse des princes de la maison
de Savoie. Vers la fin du xvi⁰ siècle, on y établit, dit
Montaigne, une manufacture d'armes où se faisaient
« des espées de grand bruit. »

Le château de Bourdeau servait à relier, comme
point de défense, le château du Bourget, situé au midi,
à celui de Châtillon, bâti à l'extrémité opposée, sur
un mamelon qui émerge du lac. C'est à Châtillon que
naquit le pape Célestin IV.

Au-dessus de Bourdeau, la Dent-du-Chat et, un peu
au nord, le col du Mont-du-Chat, par lequel Deluc,
s'appuyant sur la description de Polybe, prétend
qu'Annibal entra dans les Alpes, l'an 217 av. J.-C.,
534 de la fondation de Rome. Après avoir côtoyé la
rive gauche du Rhône depuis Saint-Genix-d'Aost, il
vint camper à Saint-Paul-sur-Yenne, avec son armée
composée de 32,000 fantassins, 8,000 cavaliers et 30 élé-
phants.

Plus tard, au temps de la domination romaine sur les Gaules, ce passage devint une des voies les plus fréquentées des Alpes-Cottiennes. On a construit, en 1825, dans la même direction, une magnifique route, dite route de France, allant de Chambéry à Belley.

Selon Rochex, le nom de Mont-du-Chat provient du mot *Caturigus*, dérivé de celui des premiers peuples qui habitèrent l'Allobrogie et appelés Caturiges. C'est, de toutes les étymologies proposées, la plus acceptable.

Entre Bourdeau et l'extrémité septentrionale du lac, se voit l'abbaye d'Hautecombe, lieu de sépulture des princes de la maison de Savoie, gardé par des moines de l'ordre de Cîteaux, et fondé en 1125 par le comte Amédée III.

En 1796, on vendit à l'encan l'abbaye et ses dépendances ; le monastère fut transformé en fabrique de faïence ; — Il fut restauré en 1826 par le roi Charles-Félix.

Plusieurs abbés d'Hautecombe ont laissé un nom dans l'histoire ; ce sont : Henri, l'adversaire des Albigeois, nommé cardinal évêque d'Albano, par le pape Alexandre III ; — le cardinal Farnèse, neveu du pape Paul III ; — le cardinal de Saint-Georges ; — le cardinal de la Guiche, évêque d'Agde, ambassadeur d'Henri II, empereur d'Allemagne ; — Alphonse del Bene, évêque d'Alby, ami de saint François-de-Salles, auquel le roi conféra en 1572, le titre de sénateur, qui fut conservé par les abbés ses successeurs.

Deux papes en sortirent : Célestin IV en 1241, et Nicolas III en 1277.

A quinze minutes environ de l'abbaye, par un chemin charmant, que côtoie un ruisseau, et d'où l'on domine le lac, on se rend à la *fontaine intermittente,* dite *des merveilles.*

L'intermittence est due, selon toutes probabilités, à la disposition suivante : il existe, dans l'intérieur de la montagne un réservoir qui communique avec le bassin extérieur par un conduit recourbé en syphon. Quand ce syphon est amorcé, c'est-à-dire quand l'eau a rempli la partie supérieure de la courbure, le bassin extérieur se remplit, et le réservoir intérieur se vide, et comme il se vide plus rapidement qu'il ne s'était rempli, il faut un certain temps, pour qu'il se remplisse de nouveau et qu'il amorce le syphon.

A l'extrémité nord-ouest du lac, le canal de Savières conduit au Rhône et au village de Chanaz, qui produit d'excellents vins blancs mousseux, analogues aux blanquettes de Limoux. Sur la rive orientale que longe le chemin de fer, est situé le joli village de Saint-Innocent, la baie de Grésine, le grand et le petit port d'embarquement d'Aix, et, au bas de Tresserve, le château de Bonport, ancienne habitation des ducs de Nemours, qui possédaient, aux siècles passés, de grandes propriétés sur les bords du lac.

Tous les dimanches, un grand bateau à vapeur, de la compagnie des Hirondelles, de Lyon, fait le tour du lac et s'arrête une heure à Hautecombe. Billets chez M. Bolliet, place Centrale ; 2 et 3 fr. omnibus compris, aller et retour, départ entre midi et une heure.

Le lac serait un des principaux agréments d'Aix et suffirait, à lui seul, pour rendre charmant le séjour de cette station, s'il était plus à portée des étrangers. Mais une distance de trois kilomètres le sépare de la ville ; il faut prendre une voiture pour y aller. Si l'on fait une promenade en bateau, il faut que la voiture attende au rivage afin que l'on ne soit pas exposé à revenir à pied. Tout cela constitue une dépense devant laquelle on recule bien souvent.

Il serait très-désirable qu'il s'établit un service régulier d'omnibus faisant deux ou trois fois par jour, le trajet de la ville au lac, et retour.

CHAPITRE X

Les environs.

De quelque côté qu'on sorte d'Aix, on trouve des promenades agréables. Nous conseillons aux baigneurs de choisir, pour leurs exercices quotidiens, la plaine ou la colline de Tresserve tant que le soleil est au-dessus de l'horizon, et la montagne derrière la ville, quand le soir est venu. Les prairies qui séparent la ville du lac et de Tresserve, sont marécageuses, et leur humidité n'est pas sans inconvénients aux approches de la nuit. Les grandes falaises des Bauges, en calcaire compacte, qui ont reçu toute la journée la chaleur du soleil, rayonnent au contraire le soir et l'atmosphère, de ce côté, est douce et sèche. On n'a pas marché dix minutes dans cette direction que l'on découvre toute la vallée et le lac entouré de ses belles montagnes ; c'est un spectacle vraiment admirable et qu'on ne se lasse pas de contempler. Des routes à pentes très-douces plantées d'arbres et garnies de bancs conduisent à Notre-Dame-des-Eaux, au château Vignet, à Mouxy, ou bien à la Roche-du-Roi où étaient les carrières romaines. On peut hardiment aller devant soi et suivre l'impulsion de sa fantaisie ou du hasard.

Partout on rencontrera des gens du pays, polis et com-plaisants, qui se feront un plaisir de donner les ren-seignements nécessaires pour le retour.

Cette considération nous dispense de mentionner avec détails les chemins qu'il convient de suivre. Outre qu'il est à peu près impossible de tracer claire-ment une route par écrit, ces indications minutieuses, qu'on ne songe d'ailleurs jamais à consulter au mo-ment utile, sont superflues dans un pays où l'on ne peut s'égarer que d'un kilomètre tout au plus.

Nous énumérerons donc simplement, d'une façon sommaire, les promenades des environs d'Aix.

Aux deux extrémités nord et sud de la ville, une avenue, ombragée de platanes, conduit à Tresserve. On peut aller par l'une et revenir par l'autre, soit à travers les prairies, soit en suivant un chemin très-frais, côtoyé par un ruisseau, au pied même de la col-line. Si l'on gravit celle-ci, on trouvera sur ses flancs ou à son sommet, des bois de châtaigniers et des che-mins couverts d'arbres et de pampres comme des ber-ceaux, de l'aspect le plus pittoresque. Au bout de la colline, du côté du nord, on fera une station sur le banc Lamartine, et l'on redescendra par le chemin qui passe au bas de la *maison du Diable*, ou par le petit village de Cornin. Enfin, entre la colline et le lac, on pourra suivre l'ancienne voie du chemin de fer Victor-Emmanuel, construite sur le lac même, et qui, avec quelque travail d'aplanissement deviendrait une pro-menade ravissante.

La route de Chambéry, au sud de la ville, conduit à Marlioz et plus loin au Viviers; en prenant l'un des chemins à gauche qui descendent de la montagne, on peut revenir par Méry, Clarafond, Drumettaz ou le village de Marlioz, situé derrière et au-dessus de l'établissement minéral. De là, aux carrières romaines ou à Mouxy.

En sortant d'Aix par la route de Genève, au nord, on va d'abord au Gigot, promenade officielle où se donnent les fêtes de la ville. Si l'on oblique à gauche, on s'engage dans la magnifique avenue, plantée de peupliers et de platanes, qui se prolonge jusqu'au lac; — si l'on suit, au contraire, l'ancienne route de Genève, à droite, on arrive, après vingt minutes, au village de Saint-Simon, où jaillit la source magnésienne dont nous avons parlé. De Saint-Simon, on peut regagner, à gauche, la grande avenue du lac, en passant par le village de Lafin ; ou bien, traversant le chemin de fer d'Annecy, à droite, on regagne la ville par la tour Eustache, le hameau de Chantemerle, et le charmant village des Massonnats, situés sur la hauteur.

Plus loin, par la même route de Genève, à quatre kilomètres d'Aix, on visitera les cascades de Grésy (station du chemin de fer d'Annecy). Elles sont formées par la chute des eaux de la Daisse et du Sierroz se précipitant les unes contre les autres des bords escarpés de deux rochers qu'elles ont rongés et creusés de la façon la plus curieuse. Elles sont utilisées comme forces motrices au profit de moulins très pittoresquement accrochés aux parois même de l'antre qui résulte de l'écartement des roches.

Grâce aux aménagements dus à l'intelligent propriétaire actuel, M. Collomb, on peut visiter les cascatelles en tout temps et sans le moindre danger.

Un chemin, taillé dans le flanc du rocher, à droite, et auquel on arrive en traversant le moulin, permet de voir d'en bas les différentes chutes de l'eau après les avoir vues d'en haut, et aboutit à une grotte naturelle sur le bord du ruisseau.

Ce lieu serait tout à fait charmant s'il n'était attristé par un marbre funéraire élevé par les soins de la reine Hortense à la mémoire de madame de Broc, qui s'y noya en 1813.

Tout à côté de la stèle, sur la plate-forme des rochers qui domine le gouffre, coule une source ferrugineuse à laquelle se désaltèrent les visiteurs. Selon M Pichon, d'Aix, elle doit être classée parmi les *Eaux ferrugineuses alcalines*, *bi - carbonatées et crénatées froides.*

Un litre d'eau : (1,000 grammes.) contient

Principes gazeux : quantité indéterminées :

Substances fixes.

Bicarbonate et crénate de fer............	0,031
Sels alcalins calcaires et magnésiens......	0,244
	0,275

Elle est abondante, fraîche, transparente, inodore et d'une saveur légèrement astringente.

Pour tout visiter, une rétribution de 0,50 c. est exigée par personne.

Si l'on est allé en voiture à Grésy, après dîner, il faut se faire conduire jusqu'aux moulins de Prime, à 4 kilomètres plus loin. La route, à partir du village de Grésy, suit une gorge boisée admirable, au fond de laquelle coule le Sierroz. C'est l'affaire de deux heures et demie, aller et retour, y compris la visite aux cascades.

La tour carrée qui domine, à l'est, le village de Grésy est, selon quelques archéologues, une ancienne construction romaine; selon d'autres, elle ne remonterait qu'au xııe siècle.

Enfin, si l'on sort de la ville du côté de la montagne, on trouve les routes en lacet dont nous avons déjà parlé et les chemins qui conduisent d'une part à Saint-Simon par le château Vignet, et la tour Eustache, ou par la maison de M. François, les Massonnats, etc.; d'autre part, à Marlioz, par le châlet Vidal ou les carrières Romaines.

Des Massonnats on peut, en s'élevant davantage, gagner Pugny et Trévignin, où existe un châtaignier gigantesque.

En suivant la rue de Mouxy, qui commence dans Aix même, derrière l'établissement, on arrive après trois quarts d'heure de marche, au village de ce nom où sont situées les fontaines d'eau potable qui alimentent la ville. Si l'on veut aller jusqu'au rocher de Saint-Victor, il faut, quand on a traversé le premier chemin qui coupe la route après l'Eglise, tourner à gauche et prendre tout de suite un sentier à droite. Au bout d'un quart d'heure environ, on gagne une châtaigneraie magnifique, régulièrement plantée comme le parc le mieux tenu, et d'où la vue est de toute beauté. A partir de cet endroit, on monte à travers des prairies jusqu'au rocher sous lequel passent les eaux minérales d'Aix. A cette hauteur commencent les sapins, et les botanistes y feront une abondante récolte d'échantillons de la Flore alpestre.

Avec un guide pris à Mouxy, il sera possible de monter au sommet des Beauges (trois heures et demie). On trouvera là des forêts de sa   s pâturages immenses comparables à c   d. Un hôtel y

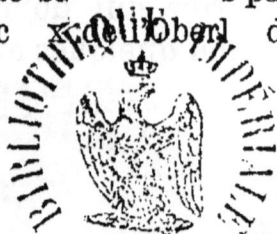

serait merveilleusement placé. On irait y faire des cures d'altitude et de petit lait.

Le sentier à peu près impraticable aujourd'hui, qui gravit la montagne, donnait autrefois passage aux mulets et pourrait être réparé sans grands frais.

Actuellement, il n'existe sur ces hauteurs que quelques pauvres châlets ; on fera bien d'emporter des provisions.

En redescendant par Mouxy, on suivra, entre ce village et la ville, le ruisseau et le petit vallon plein de fraîcheur au fond duquel il coule.

Une ascension que font bien plus fréquemment les étrangers, est celle de la Dent-du-Chat. Elle est cependant plus longue, plus dangereuse et moins intéressante que celle des Beauges. La meilleure manière de la faire est de partir le matin, en voiture découverte à deux chevaux et de contourner le lac par le Bourget. On monte au col du mont du Chat par l'ancienne route de France, qui mérite d'être vue, et deux heures après le départ d'Aix, on arrive à la vacherie où l'on déjeûne avec les provisions qu'on a emportées; puis on monte à la Dent, accompagné des guides qui se tiennent toujours à la disposition des voyageurs, et qui devraient bien occuper leurs loisirs à rendre les chemins plus praticables.

L'excursion à la grotte de Banges ne peut se faire qu'en voiture et demande au moins une demi-journée. Il faut emporter des torches afin d'éclairer la galerie de descente longue de 300 mètres, difficile, glissante, mal entretenue, et des feux de bengale qu'on mettra à flot sur le lac inexploré qui la termine.

La route est fort belle d'Aix à la Grotte. Elle passe à Grésy, aux moulins de Prime, à Cusy où l'on voit encore le puits dans lequel on jeta les pestiférés en 1401, aux Gorges-d'Enfer, au fond desquelles coule le Chéran, qui roule, dit-on, des paillettes d'or.

Dans une direction opposée, c'est-à-dire au midi de la ville, la visite aux châteaux de la Motte et de la Serraz, sera le but d'une bonne promenade en voiture (8 kilom). Le château de la Serraz est admirablement situé aux flancs de la montagne de l'Epine et domine le lac dans toute sa longueur. Une belle cascade tombe de la montagne à gauche de la grande avenue en terrasse du château. Si l'on construit un chemin de fer de Chambéry à Lyon, le mont de l'Epine sera traversé par un tunnel d'une étendue assez considérable.

La plupart des baigneurs vont visiter la *Grande-Chartreuse*. Le plus simple est de prendre, à quatre ou cinq personnes, une calèche attelée de deux bons chevaux et de partir le matin sur les 7 heures. On traverse Chambéry et l'on va déjeuner à Saint-Laurent-du-Pont. Là on quitte la voiture (c'est obligatoire), et l'on monte à pied ou à mulets la route extrêmement pittoresque de Saint-Laurent au Désert; à elle seule, elle vaut le voyage; ou bien on se fait monter par les voitures de la localité, on dîne et on couche au couvent. Les dames ont une hôtellerie particulière, servie par des religieuses. On est de retour le lendemain dans la journée (calèche, prix débattus, 60 fr. environ, tout compté. Voiture à Saint-Laurent, 4 fr. par place. Souper et coucher au couvent, 3 fr. 50 par tête).

Aux personnes qui préfèrent les chemins peu frayés, nous recommandons l'excursion à la Grande-Chartreuse par Saint-Pierre d'Entremont. Il faut aller coucher à Chambéry et partir le lendemain matin, soit à pied, soit à mulets, par les Charmettes, Montagnole,

le Pas de la Fosse et le Col du Frêne à moins qu'on
n'aime mieux passer par le Col de Lélia ou le Col
des Egaux. On trouvera dans les Guides Joanne
(Dauphiné ou Savoie,) les instructions les plus précises
sur les directions à suivre. Quelque itinéraire qu'on
suive, le trajet ne dure pas moins de 8 heures.

Aux mêmes personnes, nous recommandons encore
une promenade très-facile à faire entre le déjeuner et
le dîner. De l'autre côté du lac, à mi-côte de la montagne, en face de Saint-Innocent, on aperçoit une chapelle sur un rocher et, derrière, quelques maisons au
milieu d'un bouquet d'arbres, c'est le village de Gra-
teloup. La meilleure manière d'y aller est de se faire conduire à Hautecombe, après déjeuner (1 h.), par un
petit bateau à deux rameurs. Une fois débarqué, l'un
des mariniers servira de guide, et pendant que l'autre
ramènera le bateau au château de Bourdeau, on fera
le trajet par la montagne. On rentrera avant l'heure
du dîner. On peut aussi se faire conduire à Hautecombe par le bateau à vapeur (0,20 min.) et regagner
Bourdeau où l'on aura eu la précaution d'envoyer à une
heure convenue un batelet pour la traversée de retour.

La Compagnie des chemins de fer met à la disposition des voyageurs, ainsi que nous l'avons déjà dit,
des billets, aller et retour, à prix réduits, pour Chambéry (7 départs par jour; trajet en 23 min.), et pour
Annecy (3 départs; trajet 1 h. 40). Nous renvoyons pour
la description de ces deux villes, aux Guides Joanne
et à ceux de MM. Descottes et Jules-Philippe.

Nous prévenons seulement nos lecteurs que le bateau
qui fait tous les jours le service du lac d'Annecy, chôme
le premier vendredi et le premier samedi de chaque mois.

Nous les engageons, quand ils seront à Chambéry,

à aller visiter la source de *Challes*, la plus minéralisée de toutes les eaux sulfureuses, et l'établissement de l'eau ferrugineuse de *la Bauche*. Quand ils iront du côté d'Annecy, ils devront visiter :

1° *Les gorges du Fier*. (S'arrêter à la station de Rumilly, prendre une voiture à l'Hôtel de la Poste et se faire conduire à Seyssel, d'où le chemin de fer revient à Aix par Culoz); — 2° les *galeries du Fier*, inaugurées le 21 juillet 1869. Avant cette époque, dit M. Joanne, aucun être humain n'avait osé pénétrer dans les *abîmes du Fier ;* on appelait ainsi cette gorge inconnue. On s'y promène maintenant, en toute sécurité, sur un pont latéral établi le long de la paroi gauche, à 27 mètres environ au-dessus des basses eaux, mais à 1 mètre à peine au-dessus des hautes eaux, car le Fier y monte en temps d'orage, de 26 m. en 6 heures.

L'entrée de la galerie est à 400 mètres de la station de Lovagny (la dernière avant Annecy), dans le *bois du poète*, près d'un châlet-restaurant tenu par l'hôtel d'Angleterre, d'Annecy. Elle a 256 m. de longueur, et est bien supérieure à la merveille valaisanne des gorges du Trient. Elle n'est inférieure qu'à la gorge de la Tamina.

Le Fier prend sa source au mont Charvin, à 2,020 m. d'élévation, passe à Manigod, à Thônes, à Saint-Clair, et reçoit l'écoulement du lac d'Annecy par le canal de Thioux. Il reçoit les eaux du Chéran et se jette dans le Rhône, en sortant des gorges, au-dessous du castel de Châteaufort, à une altitude de 245 mètres, après un parcours de 65 kilomètres.

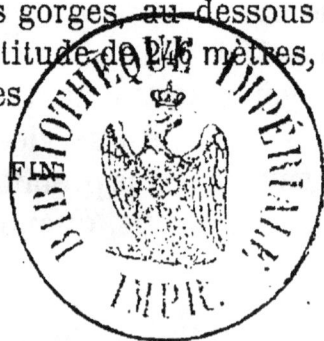

9.

TABLE

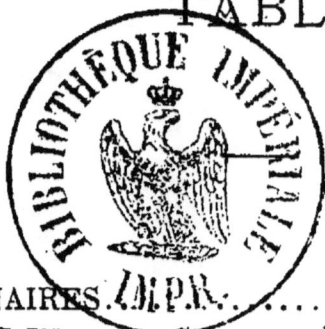

TABLE 105

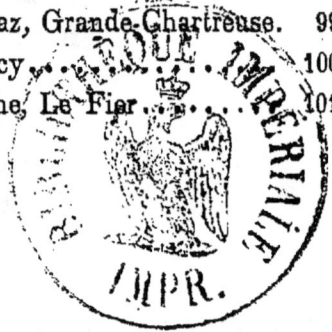

VERSAILLES.—IMP. CERF, 59, RUE DU PLESSIS.

ANNONCES

AIX-LES-BAINS

GRAND HOTEL DE L'EUROPE

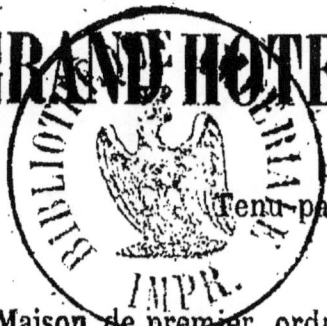

Tenu par BERNASCON

Maison de premier ordre admirablement située près de l'établissement thermal et du casino. Vue splendide du lac et des montagnes ; beau jardin d'agrément. Vaste salle à manger. Grands et petits appartements. Châlet pour famille. Grands salons de lecture et de réunion, fumoir ; en un mot cet hôtel ne laisse rien à désirer sous tous les rapports. Equipage, écurie et remise. Omnibus à tous les trains.

AIX-LES-BAINS

GRAND HOTEL DU GLOBE

Maison de premier ordre, recommandable
sous tous les rapports

10

AIX-LES-BAINS

RUE DES ÉCOLES

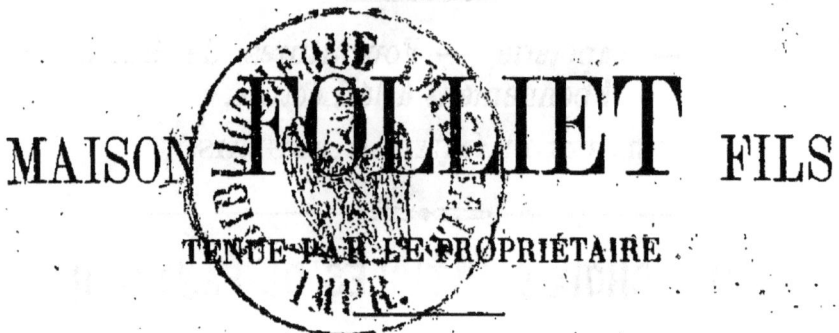

MAISON FOLLIET FILS

TENUE PAR LE PROPRIÉTAIRE

Cette maison très bien tenue et située dans un quartier très agréable, à proximité de l'établissement thermal, offre à l'étranger tout le confortable désirable.

Chambres et appartements pour familles.— Table d'hôte à 10 h. et à 5 h.

Salon de conversation — Jardin.

NOTA. Les familles qui désireraient faire leur ménage, trouveront tous emplacements et aménagements nécessaires.

LA BAUCHE

Canton des Échelles, département de la Savoie

EAU MINÉRALE

NATURELLE, PROTOFERRÉE, CRENATÉE, ALCALINE, HYPOSULFITÉE & AMMONIACALE.

De toutes les Eaux Ferrugineuses qui ont paru en 1867, à l'Exposition Universelle, l'**Eau de la Bauche** a été reconnue et déclarée la plus riche ; en effet, elle contient 0. gr. 175 de fer par litre. — Elle combat victorieusement toutes les maladies nerveuses ou dérivant d'un sang pauvre, toutes les affections des voies digestives. Les sels minéraux obtenus par l'évaporation de l'eau, servent à faire des pastilles d'une efficacité surprenante pour les jeunes personnes et celles d'un âge mûr.

Les malades qui désirent boire l'eau à la source, y trouvent des hôtels confortables, au milieu de riants bosquets, pièces d'eaux et nombreux ombrages. — Prix très-modérés.

Pour toutes demandes et renseignements, s'adresser au *Régisseur des Eaux*, à La Bauche, par les Échelles (Savoie).

ITINÉRAIRE :

On arrive à La Bauche, de la Suisse ou Paris

10.

par Chambéry; du midi, par Voiron; de l'Ouest, par la gare de Saint-André-du-Gaz (Isère) ; on trouve à cha-cune de ces stations, des voitures publiques ou pri-vées, qui conduisent aux Échelles (chef-lieu de canton), et de là à La Bauche.

La vallée de La Bauche, près de la Grande-Char-treuse, est la plus belle et la plus accidentée de la Savoie ; elle possède le joli lac d'Aiguebelette avec ses îles, et fournit aux touristes des courses aussi variées que pittoresques. — Il n'y a qu'une voix sur le site délicieux des hôtels de La Bauche, et la Savoie peut, à juste titre, s'enorgueillir de posséder une eau aussi précieuse que celle de La Bauche, et une sta-tion aussi agréable qui fera naturellement partie de la course à la Grande-Chartreuse.

AIX-LES-BAINS

Rue du Casino.

J. P. AVENIER

Place Saint-Léger, N° 26

CHAMBÉRY

HORLOGERIE, BIJOUTERIE

CHAMBÉRY

CAISSE DE LA SAVOIE

ASSURANCES CONTRE LES CHANCES DU TIRAGE AU SORT
REMPLACEMENTS MILITAIRES

La caisse de la Savoie, assure les jeunes gens à tout âge depuis la naissance jusqu'à la veille du tirage au sort.

S'adresser à M. Florimond LE BOUTTEUX, propriétaire-directeur, 28 et 30, place Saint-Léger, Chambéry.

Succursale à Annecy, rue Royale, 4,
Dirigée par M. FOLLIET-

EXCURSION AUX GORGES DU FIER, A LOVAGNY

Direction du G^d Hôtel d'Angleterre d'Annecy

CHALET-RESTAURANT DES GALERIES DES GORGES DU FIER

DANS LE BOIS DU POÈTE, A L'ENTRÉE DE LA GORGE

STATION TÉLÉGRAPHIQUE

NOTA : *Ne pas confondre cet Établissement avec le buffet de la Gare*

Déjeûners et Dîners à la carte et à prix fixe.
. Consommations glacées de premier choix.

OBSERVATION IMPORTANTE : Les billets d'entrée de la galerie doivent être pris
au Châlet des Gorges, , où tous renseignements seront donnés sur la construction de la galerie, les promenades à faire, etc., etc.

Vente de Guides, de Photographies et d'Objets d'art relatifs à cette curiosité.

ANNECY (Haute-Savoie)

GRAND HOTEL VERDUN

EN FACE LE LAC

RÉPUTÉ LE MEILLEUR

CHAMBÉRY RUE DES PORTIQUES
ET PLACE OCTOGONE

LIBRAIRIE LITHOGRAPHIE

A. PERRIN

Dépôt à Aix-les-Bains

Chez Henri BOLLIET
Place Centrale, 54, et rue du Casino

	fr.	c.
Ornithologie de la Savoie, de la Suisse et des Alpes 4 vol. in-8° et 110 planches, par Bailly	40	»
Histoire de la Maison de Savoie, par Boissat	2	50
Guide dans les départements de la Savoie et de la Haute-Savoie, par Gabriel de Mortillet	4	»
Cartes des départements de la Savoie et de la Haute-Savoie à diverses échelles, depuis	1	50
Cartes des environs de Chambéry 1/50,000	4	»
Collections des vues de la Savoie par 20 vues chaque cahier	6	»
Souvenir d'Aix-les-Bains (album de 12 vues)	2	»
id. d'Annecy id.	2	»
id. de Chambéry id.	2	»
id. de la G^de.-Chartreuse id.	2	»

Cartes de visites, Circulaires, Lettres de part, etc etc.
Livrées en 24 heures.

Versailles. Imprimerie Cerf, 59, rue du Plessis.

www.ingramcontent.com/pod-product-compliance
Lightning Source LLC
Chambersburg PA
CBHW071204200326
41519CB00018B/5366